AF610872

LE

DENTISTE DES FAMILLES

OUVRAGES NOUVEAUX.

DE L'HOMME EN SANTÉ ET EN MALADIE, ou Description des organes du corps humain, mécanisme de leurs fonctions, influences qu'ils subissent, altérations qu'ils éprouvent, et indications des moyens qu'on emploie pour prévenir et guérir ces altérations; c'est-à-dire : De l'Anatomie, de la physiologie, de l'Hygiène, de la Pathologie et de la thérapeutique. Ouvrage élémentaire, destiné à répandre les connaissances médico-chirurgicales, par le Docteur A. Bossu, médecin de l'infirmerie Marie-Thérèse, auteur du nouveau Compendium médical. 1 vol. grand in-18, de plus de 1000 pages, avec 20 planches. L'ouvrage est publié en 5 livraisons; prix de chaque livraison, figures noires. 2 50
figures coloriées. 4 »

LEÇONS D'ASTRONOMIE professées à l'observatoire royal, par M. Arago, membre de l'Institut. 4e édition. 1845. 1 vol. grand in-18, avec planches. 3 50

DES BAINS DE MER. Recherches sur l'usage et les effets hygiéniques et thérapeutiques des bains de mer, par le Docteur Gaudet, médecin-inspecteur des bains de mer de Dieppe, chevalier de la légion d'honneur. 3e édition. 1844. 1 vol. in-8. 7

LE

DENTISTE DES FAMILLES

OU

MANUEL D'HYGIÈNE

DE LA BOUCHE

CONTENANT L'INDICATION DE TOUS LES SOINS A DONNER AUX ÉPOQUES DES 1re, 2e ET 3e DENTITIONS.

Suivi

De la description et du traitement des maladies qui affectent les différentes parties de la bouche à tous les âges, avec un formulaire des préparations les mieux appropriées aux soins et à la propreté de cet organe.

Par PAUL GRESSET,

Ex-chirurgien dentiste des écoles communales et du bureau de bienfaisance du neuvième arrondissement de Paris, de la société protestante de prévoyance, des institutions Favart, Gauffret, etc.

AVEC FIGURES.

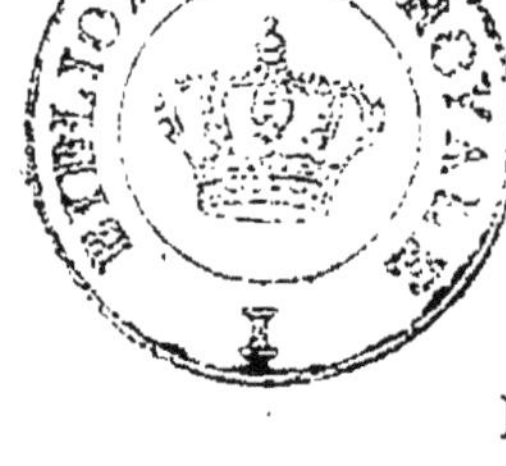

PARIS

LIBRAIRIE DES SCIENCES MÉDICALES

DE JUST ROUVIER,

8, rue de l'Ecole de Médecine,

1845.

PARIS. — Imprimerie de LACOUR et compagnie,
rue Saint-Hyacinthe-Saint-Michel, 33.

A Monsieur le docteur DUVAL,

Chirurgien dentiste, membre de l'Académie royale de Médecine, etc.

Son très-humble et très-obéissant serviteur,

PAUL GRESSET.

PRÉFACE.

La profession de Dentiste, très honorée chez les anciens, oubliée ensuite pendant plusieurs siècles, ne sortit de cet oubli que pour être exercée par des ignorants et des charlatans, qui léguèrent à leurs successeurs l'héritage d'une réputation peu honorable; c'est ce qui a puissamment contribué au discrédit dans lequel elle a longtemps vécu, et dont elle se relève à peine aujourd'hui; mais le bon sens public, et disons-le aussi, les travaux des hommes consciencieux qui ont publié, vers la fin du siècle dernier, et dans ces derniers temps, d'utiles ouvrages sur la matière que nous traitons, ont puissamment contribué à lui rendre le rang qui lui appartient dans le corps médical. Aujourd'hui, bon nombre de docteurs en médecine n'hésitent pas à se livrer exclusivement à la spécialité du dentiste.

Espérons qu'une sage modification, dans la future législation, placera la profession que nous avons l'honneur d'exercer dans une position qui n'en permettra plus l'accès à l'ignorance et au charlatanisme.

En attendant, nous avons cru devoir publier ce petit ouvrage, qui s'adresse principalement aux personnes peu riches, qui ne peuvent pas consulter souvent des dentistes instruits; il sera, j'aime à le penser, d'une utilité plus grande encore à celles qui habitent les petites villes où il n'y a point de dentiste.

Les mères, les nourrices, les maîtres de pension et tous les chefs de familles, trouveront dans ce manuel ce qu'il est utile de connaître pour faciliter, prévenir et guérir tout ce qui regarde la dentition, à toutes les époques de la vie.

LE

DENTISTE DES FAMILLES.

CONSIDÉRATIONS GÉNÉRALES.

Chacun apprécie aujourd'hui, combien sont importants les soins à donner à la bouche, et surtout aux dents, mais ce qu'on ignore encore, c'est la manière de bien diriger ces soins.

On est donc obligé d'avoir recours au dentiste, mais beaucoup de personnes hésitent à subir le lourd impôt que prélèvent sur la bouche de leurs clients, certains de mes honorables confrères, car, si dans les prospectus, et dans les annonces, les prix sont modestes, il n'en est pas toujours ainsi sur le fauteuil de douleurs ; là, on est effrayé en apprenant que beaucoup de soins et d'opérations sont devenus nécessaires, et, cela est souvent vrai, si l'on a négligé de prendre quelque peine, et quelqu'attention pour éviter le mal, et aussi le médecin; ou lorsque par une économie mal entendue, on a hésité à consulter ce dernier, chose en apparence peu urgente, mais en réalité très utile.

Une légère fluxion, une névralgie, l'inflammation des gencives, cèdent souvent à de petits moyens qu'on ne connaît pas, et peuvent occasioner des maux qui obligent alors à s'adresser non seulement au dentiste, mais encore au médecin; dans cette position, il en coute quelquefois autant pour soigner une indisposition, que pour traiter une maladie qui mettrait la vie en danger.

J'ai donc cherché à me rendre utile auprès des familles en composant ce petit ouvrage, à l'aide duquel on pourra acquérir les connaissances nécessaires pour diriger utilement les soins que réclame la bouche, surtout celle des enfants, et traiter avec succès des maux qui, bien que peu graves, privent du repos, interrompent le sommeil, empêchent les personnes qui les éprouvent, de se livrer au travail, et peuvent être plus tard la cause d'affections graves, et occasioner de vifs regrets.

Je ne prétends pas rendre inutiles en toutes circonstances les soins du praticien, car il est des cas où comme je l'ai dit plus haut, une opération est indispensable, et alors il faut bien se résigner à aller tirer la fatale sonnette de la porte du dentiste, le bruit de cette sonnette suffit seul parfois, à calmer les douleurs les plus aiguës.

Que mes honorables confrères, soient persuadés que je ne veux diminuer en rien, l'importance des services qu'ils sont appelés à rendre, services que cet ouvrage contribuera peut être à faire mieux apprécier; mais si en donnant de bons avis, en prescrivant de petites médications anodines, lorsqu'elles peuvent préserver les malades, de ces opérations qui les effrayent à si juste titre, et qui les privent d'organes si essentiels à la santé, je contribue à diminuer le nombre de ces services, je pense qu'on m'en saura gré, et à défaut de la reconnaissance des dentistes je pourrai au moins compter sur celle du public. C'est cette pensée qui a guidé MM. Duval, Lemaire, Maury, Miel, et tant d'autres honorables confrères, dans la publication de semblables ouvrages.

Il est aussi des circonstances où l'on ne peut avoir l'homme de l'art, à sa disposition. Une mère de famille qui habite la campagne, ou une petite province éloignée de plusieurs lieues de la résidence d'un médecin, reste seule chargée du soin de calmer les angoisses de son enfant, dont les cris lui arrachent des larmes; combien ne s'estimera-t-elle pas heureuse de pouvoir recourir à un ouvrage qui n'ayant peut-être qu'un mérite bien ordinaire, deviendra pour elle très précieux dans son isolement.

Si j'ai pu faire un livre utile, et qu'il reçoive un accueil favorable du public, j'aurai accompli la tâche que je me suis proposée, et j'en aurai reçu la seule récompense que j'ambitionne.

J'ai divisé cet ouvrage en deux parties. Dans la première, je fais connaître autant que cela peut être utile aux gens du monde, la structure des différents organes qui composent la région buccale ; je décris les fonctions que chacun d'eux est appelé à remplir ; je présente des considérations étendues sur le développement de la première, de la deuxième, et même de la *troisième* dentition.

Cette partie se termine par un petit traité d'hygiène de la bouche, où j'indique les soins qu'on doit donner aux dents des enfants, à celles des adultes et des vieillards. Enfin elle est destinée à faire acquérir la connaissance de la bouche et de ses annexes, sous les rapports anatomiques et physiologiques, dans l'état normal.

La deuxième partie est consacrée à l'étude des différentes maladies que le dentiste est appelé à soigner. Elles se divisent en deux classes :

1° Celles qui affectent les dents, ou qui accompagnent leur développement. 2° Celles qui affectent la bouche, et qui ont leur siège dans cette région.

Quant à celles qui, étant du domaine de la

médecine proprement dite, donnent lieu à des accidents, qui exercent des ravages sur la bouche, je m'en occuperai, mais d'une manière secondaire, attendu qu'elles ne peuvent être soignées que par les hommes de l'art.

Après avoir donné aux mères de familles, et aux nourrices des conseils utiles, je ferai connaître les formules des préparations qui conviennent le mieux aux soins de la bouche, et je terminerai ce petit ouvrage par quelques observations sur les dents artificielles.

J'ai cru devoir borner là, les limites d'un livre qui est destiné à des personnes étrangères aux sciences médicales; celles qui désireraient faire une étude approfondie de la matière, peuvent consulter l'ouvrage très estimé, de feu M. Maury (1), auquel j'ai mis de nombreuses notes afin de le rendre aussi complet que possible.

(1) Traité complet de l'art du dentiste, d'après l'état actuel des connaissances, 3e édit. 1841, 2 vol. in-8., dont un contenant 42 pl. Prix : 12 fr. — Chez Just Rouvier à Paris.

PREMIÈRE PARTIE.

De la bouche.

La bouche est un des organes les plus importants, et dont les fonctions sont les plus nombreuses. En effet, c'est par elle que s'opère la respiration, cette condition essentielle de la vie ; c'est elle qui est le principal agent dans l'acte important de la digestion, car elle est juge par le sens du goût, de ce qu'il convient d'ingérer dans l'estomac ; elle prépare les aliments pour les approprier à ce mystérieux appareil, et en les saturant d'une humeur vivifiante (la salive), elle en rend l'assimilation plus prompte et plus facile ; enfin, c'est par elle que nous accomplissons un acte sublime, un des plus beaux attributs de l'être intelligent, la parole.

Pour remplir ces diverses conditions, la nature a créé un appareil tellement simple et ingénieux, qu'on ne peut se défendre du sentiment d'une profonde admiration lorsqu'on prend la peine de l'analyser.

Quoi de plus gracieux, de plus expressif qu'une jolie bouche; par elle que d'émotions, que de sensations;... son aspect seul cause le plaisir ou la peine, la joie ou la crainte; et lorsqu'elle fait vibrer la voix, quelle puissance n'exerce-t-elle pas sur notre esprit, sur notre âme, et sur tous nos sens?

Et pourtant quelles sont les parties qui la composent? Une ouverture dont les bords assez simples sont mobiles; intérieurement elle forme une cavité qui loge deux rangées de petits corps durs, et ce muscle mobile en tous les sens qu'on nomme la langue. Voilà ce qui produit tant de merveilles, et qui semble avoir coûté si peu à la nature dans l'acte de la création.

Aussitôt que l'enfant vient au monde il sait se servir de cet organe, le seul doué d'intelligence à cette époque. Mais par une fatale compensation, bientôt ce qui lui a causé les premières jouissances, est la source de ses premières larmes. Que de cris, que d'angoisses, avant qu'il ait percé ses premières dents, et à quels dangers n'est-il pas exposé.

Ce n'est pas trop de toute la sollicitude d'une tendre mère pour protéger une si faible créature contre tant d'assauts, et combien elle est affligée, combien elle doit trembler lorsqu'elle est obligée de léguer cette touchante et délicate mission, à une étrangère qui devra donner à prix d'argent, à ce pauvre petit être le sein dont celle-ci devra priver son propre enfant!

Le premier sourire de cette jolie petite bouche ne sera pas pour la mère, elle ne recevra pas pour récompense de ses soins et de son amour, le premier baiser, ce baiser si doux de son cher enfant, et son premier mot sera pour une autre, car ce ne sera pas la mère qui recevra la première, *ce nom si doux.*

Mais revenons à des considérations qui se rattachent plus directement à l'objet que nous nous sommes proposé dans cet ouvrage :

La bouche est une des parties de la face, qui contribue le plus à l'expression, aussi présente-t-elle toujours beaucoup de difficultés à l'artiste chargé de la reproduire dans un portrait. Chez les sujets maigres, elle rend assez exactement la forme des mâchoires, aussi la perte de plusieurs dents contribue-t-elle sensiblement à changer la forme des lèvres, et à donner par anticipation l'expression de la vieillesse, expression qui disparaît aussitôt que les dents ont été remplacées par un ratelier, bien adapté.

Je pourrais ajouter encore beaucoup d'autres considérations à celles qui précèdent, pour prouver l'importance de cet organe, à la conservation duquel les anciens attachaient comme nous un grand prix, et que leurs poètes chantaient, comme les nôtres chantent aujourd'hui les plaisirs de la table, mais le cadre que je me suis tracé ne me permet de dire que des choses essentiellement utiles.

La bouche est plus exposée que beaucoup d'autres organes à éprouver des lésions, qui, bien que peu dangereuses, puisqu'elles ne mettent pas ordinairement la vie en péril, contribuent cependant beaucoup à l'affaiblissement de la santé, et sont quelquefois la cause de maladies longues et douloureuses, c'est ce que nous allons tâcher de prouver.

Ainsi que nous l'avons dit plus haut, les aliments doivent être préparés à l'ingestion dans l'estomac, par la mastication, et lorsqu'on a perdu une quantité plus ou moins grande de dents, la trituration ne se faisant que d'une manière incomplète, laisse à ce viscère un travail laborieux qui l'irrite, et donne lieu à des gastrites, des indigestions, et à diverses autres maladies.

La parole aussi est altérée, ou entravée, par la perte des dents antérieures ; la bouche en est déformée, et prend une expression peu agréable ; il est donc d'une grande importance de soigner cet organe, afin de conserver le plus longtemps possible de bonnes dents.

Des dents.

Il n'est pas de sujet qui ait plus que les dents, occupé les savants. On a publié sur cette matière une quantité considérable de livres ; chacun a fait le sien ; cependant nous n'avons que des données incertaines sur la nature de ces organes.

Si vous demandez à un médecin ce que c'est qu'une dent, il vous répondra qu'on n'est pas d'accord sur cette question ; les uns disent que c'est un os, d'autres que c'est un corps ossiforme mais d'une texture différente. On a cru vaincre la difficulté en disant : établissez les caractères auxquels vous reconnaissez les os, et si vous retrouvez ces caractères aux dents, vous les classerez parmi eux, dans le cas contraire, vous leur assignerez la place que comporte leur nature, etc.

Mais ce n'est pas là résoudre une question ; mieux vaudrait se résigner à avouer son ignorance, car les dents se rapprochent autant des os par certains caractères, qu'elles s'en éloignent par d'autres.

Enfin ces corps placés en évidence, et faciles à voir et à saisir, échappent cependant jusqu'à un certain point à nos investigations.

Cuvier, Hunter, Béclard, Bichat, MM. Duval, Rousseau, Blandin, et plusieurs autres grands anatomistes ont étudié spécialement les dents, et les ont classées diversement, enfin M. Flourens, le savant successeur de Cuvier, à l'Académie des Sciences, les a rangées parmi les os, à cause de certains caractères qui, comme je viens de le dire, leur sont communs. Je ne suis pas de son avis, et en voici les raisons : si comme les os, les dents sont composées d'une substance dure, blanche, polie, dans la composition de laquelle entrent le phosphate de chaux et la gélatine (matière animale) ; elles en diffèrent essentiellement par la nature de leur tissu, et les lois qui président à leur formation.

Les os sont d'abord cartilagineux avant d'avoir acquis leur entier développement ; les dents ne passent point par cet état. Les premiers germes qu'on en trouve chez le fœtus sont blancs, durs et déjà recouverts d'*émail*, substance dont on ne trouve aucune trace sur les os.

Les os se composent de deux tissus : 1° du *périoste*, ou tissu fibreux, résistant, pourvu de nerfs ; 2° d'un réseau de cellules osseuses, traversé par une très grande quantité de vaisseaux, et rempli d'une substance médullaire.

Les dents se composent d'un tissu très compacte dans l'intérieur duquel on ne trouve aucune porosité, aucune trace de vaisseaux, ni de suc médullaire ; on peut à peine assigner une direction aux fibres qui les composent, et tandis que les os se dissolvent promptement dans les acides, les dents n'y subissent que peu d'altération.

Les dents des cadavres se conservent aussi dans la terre, beaucoup plus longtemps que les os.

Les affections des os et celles des dents diffèrent de beaucoup, car le rachitisme qui modifie essentiellement la nature des os, n'a qu'une légère action sur les dents.

Le savant M. Serres a même dit que cette maladie ne les altère nullement, cependant, de nombreuses expériences m'ont prouvé qu'il n'en est pas tout à fait ainsi, c'est ce que je chercherai à démontrer lorsque je traiterai des affections de ces organes.

La carie des dents diffère aussi, essentiellement de celle des os, et le traitement de ces deux affections ne se ressemble nullement, attendu qu'elles n'ont ni les mêmes causes ni les mêmes effets. Le traitement des os peut-être curatif, il n'en est pas de même pour les dents chez lesquelles cette maladie est presque toujours incurable.

De tout ce qui précède, et de bien d'autres considérations qui ne peuvent entrer dans le cadre de cet ouvrage, je conclus que les dents sont aux os, ce que les muscles sont à certains tissus qui ont le même aspect, mais dont la nature et les fonctions sont différentes, et qu'il faut classer séparément.

Les dents sont divisées en deux parties, qui sont, la *couronne* et la *racine*.

La couronne est recouverte d'*émail*, et semble avoir subi comme la porcelaine, l'action d'un grand feu pour acquérir cet aspect poli et brillant qui la caractérise; cet émail est très dur, et fait jaillir du feu lorsqu'on le frappe avec un briquet; aussi résiste-t-il très bien à l'action de l'air et de l'humidité. Sa couleur varie comme chacun sait, du jaune au blanc et au gris.

La racine, d'un blanc jaunâtre, est dépourvue d'émail, aussi manque-t-elle de poli; elle est formée de la même substance que la couronne.

Il est inutile de dire que les dents sont destinées à la mastication; qu'elles sont dures et cassantes, chacun le sait. Elles sont plus ou moins creuses, selon leur espèce, et l'âge du sujet, mais elles contiennent toujours, ce qu'on appelle la pulpe, c'est-à-dire un petit faisceau composé d'une substance *nerveuse* douée d'une extrême sensibilité, et de deux petits vaisseaux, l'un artériel, l'autre veineux.

Cette *pulpe dentaire* communique au reste du système nerveux, et du système vasculaire (des vaisseaux), par un conduit qui traverse longitudinalement la dent, depuis l'intérieur de la couronne jusqu'à l'extrémité de la racine, et dont l'orifice béant chez les enfants, est si petit chez les adultes, qu'on ne le distingue que difficilement. La formation des dents, commençant par la couronne, les racines n'atteignent leur entier développement que longtemps après la sortie de chacune des dentitions.

La forme des dents varie selon les fonctions qu'elles sont appelées à remplir, et aussi selon la dentition à laquelle elles appartiennent (voir la planche Ire).

On distingue les dents, en incisives, canines et molaires.

Les incisives placées à la partie moyenne de chaque mâchoire, sont au nombre de quatre à chaque arcade maxillaire. Celles de la supérieure sont plus grandes que celles de l'inférieure.

Les canines sont placées après les incisives, entre celles-ci et les molaires, et sont au nombre de deux en haut, et deux en bas.

Les molaires se divisent en petites et grosses; les petites au nombre de quatre à chaque mâchoire n'existent pas dans la première dentition; dans la seconde elles sont placées entre les canines et les grosses molaires, deux de chaque côté.

Les grosses molaires sont situées derrière celles que nous avons décrites, et sont au nombre de quatre chez l'enfant, et six chez l'adulte (toujours à chaque mâchoire).

La forme de chacune des dents que nous avons citées, varie selon la dentition à laquelle elle appartient, et la mâchoire où elle est placée, aussi renvoyons-nous leur description au chapitre de chaque dentition. Nous nous bornerons à dire ici que les dents de la première dentition ont des racines proportionnellement moins grandes que celles de la seconde, attendu qu'à l'époque où les premières sortent, la mâchoire a moins de développement, et que d'ailleurs, elles ne sont pas destinées à durer aussi longtemps.

Des gencives.

Les gencives sont faites d'un tissu spongieux, élastique, et destinées à recouvrir les mâchoires et entourer les dents. Elles sont peu sensibles, dans l'état normal, attendu que les filets nerveux qui les parcourent sont peu nombreux, ce qui leur permet de supporter la mastication lorsque les mâchoires sont dépourvues de dents.

Si le système nerveux est peu développé dans les gencives, il n'en est pas de même de la circulation sanguine, qui y est très active, et contribue à leur donner une couleur plus ou moins rouge; il arrive fréquemment qu'une légère pression, le frottement d'une brosse à dents, ou la succion opérée sur ces organes, en font jaillir du sang abondamment.

Lorsque par suite d'une opération ou d'un accident, les gencives sont déchirées, elles se cicatrisent très promptement, sans le secours d'aucune médication; mais si leur guérison est rapide dans ce cas, il n'en est pas de même pour les affections inflammatoires, que l'on ne combat que très difficilement, surtout si elles ont pour cause une maladie dont le siége soit placé dans un viscère. Alors elles deviennent d'une sensibilité extrême, et il en résulte divers phénomènes dont nous parlerons à l'occasion des maladies de bouche.

Du palais.

Le palais est la voûte de la bouche ; il est circonscrit, antérieurement et latéralement par les dents, et postérieurement par l'orifice du pharynx, (gosier ou arrière bouche). Il est tapissé, comme tout le reste de cette cavité, par une membrane muqueuse, c'est-à-dire qui secrète une humeur épaisse nommée *mucus* (1). Cette membrane est épaisse et moins rouge en cet endroit que dans les parties environnantes.

Le palais contribue puissamment à l'articu-

(1) Les différentes recherches faites par les savants ont fait connaître que cette humeur est la même que celle dont la sécrétion, dans d'autres parties du corps, sert à la formation des cheveux et des poils. Chez les animaux, elle constitue la laine, les ongles, les écailles de poisson, les cornes et autres productions épidermiques. (*V*. Audouin, *Dictionn. de médecine*.)

lation de beaucoup de mots, surtout ceux dans la formation desquels entrent les lettres D, G, H, J, L, N, Q, R, T, X et Y; aussi la moindre lésion entrave-t-elle la parole, qui est entièrement paralysée par la perforation de la voûte palatine.

De l'arrière-bouche.

L'arrière-bouche est formée par l'extrémité postérieure du palais, appelée *voile du palais;* par le pharynx, ou orifice du conduit de l'estomac, et aussi par la racine de la langue, et l'épiglotte, ou languette, destinée à boucher, lors du passage des aliments, l'extrémité du canal aérien.

Cette partie de la bouche contribue à l'articulation des mots d'une prononciation gutturale, et sert à opérer la déglutition des aliments (action d'avaler).

Cette région est tapissée comme toute la bouche, par une membrane muqueuse.

De la langue.

Bien que la mission du dentiste semble devoir se borner à ce qui concerne les dents, il est indispensable que ses connaissances s'étendent à toutes les parties de l'appareil buccal, et même de l'organisation toute entière à cause des nombreux et importants rapports qu'elles ont entre elles, aussi ne négligerons nous pas de parler de la langue ; nous en empruntons la description au savant traité d'anatomie de notre maître M. le docteur Broc (1).

« La langue *symétrique*, large en arrière pointue en avant, aplatie de haut en bas, n'est pas seulement l'organe du goût ; elle peut encore, à cause de sa mobilité nous faire connaître les divers états de la surface des corps, et remplir plusieurs fonctions, principalement relatives aux premières modifications de l'ali-

(1) Traité complet d'anatomie descriptive et raisonnée. 2 forts vol. in-8° avec figures.—Paris, chez Just Rouvier.

ment, et à l'expression du sentiment et de la pensée.

Fonctions du goût. Dans l'exercice de ce sens, la langue agit absolument comme la peau dans celui du tact : elle s'applique contre les corps dont nous voulons connaître la saveur, et elle nous fait apprécier cette qualité au moyen de petits appareils nerveux épanouis à sa surface (les papilles nerveuses), qui en reçoivent l'impression. Mais quand nous voulons rendre la sensation plus vive, plus durable, nous appliquons avec un certain degré de force et pendant un certain temps l'organe contre la substance soumise à son action ; alors, au lieu de goûter, nous dégustons, et par là l'idée acquise offre plus d'exactitude, plus de netteté.

Fonctions du toucher. Les diverses formes que la langue peut prendre la rendent propre à s'appliquer par divers points de sa surface contre celle des corps, et par conséquent, à nous transmettre jusqu'à un certain point, l'idée de leur volume et de leur forme. Il était nécessaire qu'elle fut pourvue de cette faculté, afin que dans la mastication nous puissions juger des degrés de division que doivent éprouver les aliments, avant qu'ils soient portés dans l'estomac.

Fonctions de l'articulation des sons. Organe principal de la parole, la langue modifie d'une infinité de manières, la voix, formée dans le *larynx*, en donnant toute espèce de formes et de dimensions, aux ouvertures que ce son brut doit traverser. »

Nous ajouterons à ce qui précède, qu'elle est d'une grande utilité, pour débarrasser après le repas, toutes les parties de la bouche, des parcelles d'aliments qui restent logées dans ses nombreux replis.

La langue est encore d'un très puissant secours aux musiciens dans la modulation des sons produits par les instruments à vent.

Elle se compose de quatre muscles qui la rendent mobile en tous sens, et elle est comme toute la bouche, recouverte d'une membrane muqueuse; cette membrane est d'une structure particulière, à la face dorsale.

De la membrane muqueuse.

Cette membrane dont nous avons déjà parlé, présente deux surfaces ; l'une est adhérente aux organes voisins ; l'autre libre, hérissée de villosités, est toujours humide d'un fluide muqueux qu'elle secrète ; ce fluide sert à lubrifier la bouche, et faire glisser la langue contre toutes ses parois, sans qu'il en résulte de l'irritation ; elle contribue puissamment par ses sécrétions à la vie des dents, tant qu'elles sont dans leur état normal, mais celles-ci en accélèrent la destruction lorsque les dents sont frappées de carie, ce qu'il nous sera facile de démontrer lorsque nous parlerons de cette affection, et aussi du plombage des dents.

La membrane muqueuse tapisse, comme nous l'avons dit, toute la cavité buccale ; elle recouvre aussi les os de l'organe nasal, et la surface intérieure des intestins dans tout leur trajet.

Sur la face dorsale de la langue elle est très

épaisse et les villosités qui la recouvrent sont beaucoup plus développées, et donnent issue à des papilles nerveuses qui appartiennent au sens du goût.

Des lèvres.

Les lèvres dont l'étendue mesure l'ouverture de la bouche, forment deux replis charnus. Placées au devant des mâchoires, douées d'une grande mobilité, elles contribuent puissamment à l'expression, sont indispensables pour l'articulation d'un grand nombre de mots, et aussi pour saisir les aliments et les soumettre à la mastication; on les distingue en supérieure et en inférieure.

Elles sont formées d'une couche *dermoïde*, (le derme, la peau) qui se recouvre de poils chez l'homme; d'une couche *musculeuse*, d'une membrane muqueuse, qui tapisse leur bord libre, et sont traversées intérieurement comme le reste de la face par des nerfs, des veines et des artères. Leur membrane muqueuse est très mince et s'irrite très facilement au contact d'un corps mal propre. Le froid exerce une grande influence sur elle, aussi l'hiver, beaucoup de personnes ont-elles les lèvres gercées. Dans les affections inflammatoires, ces organes s'ulcèrent, s'injectent de sang, deviennent d'une sensibilité excessive, et de la couleur rose foncé qu'ils avaient dans l'état normal, ils passent à celle cramoisie, et même violette. Chez les sujets faibles, languissants ou fiévreux, les lèvres sont pâles, la circulation sanguine étant peu active dans cette région.

Des joues.

Placées aux régions latérales de la face, dont elles constituent la plus grande partie, elles sont plus ou moins convexes chez les sujets chargés d'embonpoint, et concaves chez les personnes maigres.

Comme elles s'appliquent inférieurement sur les mâchoires, l'absence des dents occasionne aux parties correspondantes, une dépression qui détruit la régularité de la figure, et fait quelquefois dévier la bouche, au point de la rendre informe.

Lorsque les joues sont très minces, et que l'âge ou une longue maladie a détruit l'élasticité des tissus qui les composent, la forme des mâchoires, et même celle des dents se reproduisent par dessus la peau, et contribuent à donner à la face l'expression de la vieillesse; c'est sous ces divers rapports, qu'elles intéressent le dentiste, et que nous aurons à nous en occuper, lorsque nous parlerons des dents artificielles, et de la manière de poser les rateliers.

Nous nous bornerons à dire, quant à présent, que les joues sont formées par la membrane muqueuse de la bouche, les muscles de la face et la peau. Elles sont parcourues par un grand nombre de petits vaisseaux sanguins, qui placés superficiellement, leur donnent une couleur plus ou moins rose.

De la circulation du sang.

Nous dirons peu de chose sur la circulation du sang, attendu que si elle est d'une grande importance pour le dentiste, et encore plus pour le médecin, à cause de son influence sur la santé de la bouche, elle ne peut pas être traitée d'une manière approfondie dans un ouvrage que je dédie à des personnes qui ne sont pas préparées, par une étude préalable, au développement qu'il conviendrait de donner à cette matière, et que par conséquent, cela ne pourrait en aucun cas les dispenser de consulter l'homme de l'art, sur les affections et les accidents auxquels le sang pourrait donner lieu.

Le sang circule abondamment dans toute la tête, et aussi dans la bouche. Il est fourni par des artères qui naissent d'un vaisseau dont tout le monde connaît l'importance (l'artère carotide), qui monte le long du cou, et fournit les branches qui vont se distribuer directement dans la région de la bouche, où elles se divisent en une multitude de vaisseaux qui se subdivisent eux-mêmes en une infinité d'autres beaucoup plus petits.

Lorsque la circulation générale est accélérée par une cause morbide, la tête tout entière en est affectée la première, et les accidents auxquels peut donner lieu cette accélération, prennent d'autant plus de gravité que cette région est parcourue par un très grand nombre de vaisseaux. C'est dans la tête que sont placés presque tous les organes des sens ; elle loge aussi le cerveau, qui est le siége de la vie de relation, et contient la partie intelligente de la vie de nutrition ; aussi ne doit-on jamais différer de faire appeler le médecin ou le dentiste lorsqu'une indisposition a pour cause l'agglomération, et la congestion du sang dans la tête. Nous parlerons de ces accidents dans la deuxième partie de cet ouvrage.

Le sang est composé, d'albumine, de fibrine, d'une substance colorante et de différents sels qui contiennent du fer, en petite quantité. (Dans 500 grammes de sang on a trouvé de 3 à 4 grammes de fer métallique.)

Des humeurs de la bouche et du tartre.

Ces humeurs sont, la salive, le mucus, et nous ajouterons aussi le tartre, pour les raisons que nous allons donner ci-après.

La salive dont il a déjà été question est une humeur albumineuse, incolore, inodore, transparente, fournie par des organes spéciaux appelés glandes salivaires qui en versent continuellement et abondamment, surtout chez les enfants. Elle sert comme nous l'avons dit, à rendre la digestion plus facile, et plus prompte, et à lubrifier la bouche qui a besoin d'être continuellement humide pour rendre faciles les nombreux frottements de la langue avec les dents et la membrane muqueuse.

Lorsque l'appétit est aiguillonné par la vue, et l'odeur d'un met ou d'un comestible, les glandes salivaires, excitées à leur tour, envoyent la salive en abondance dans l'organe du goût, ce qui fait dire aux personnes *affectées de gastronomie* lorsqu'elles sont en présence d'un bon repas, que l'eau leur en vient à la bouche.

Le mucus est plus épais que la salive et concourt puissamment à la lubrification de la bouche.

Nous avons déjà fait connaître sa nature aussi nous nous bornerons à signaler son utilité. Lorsque par une cause quelconque, la salivation est peu abondante, ou même supprimée temporairement, le mucus entretient l'humidité nécessaire, et forme une couche épaisse qui favorise le glissement des aliments sur la langue.

Le tartre peut être décrit avec les humeurs dont nous venons de parler, car, bien qu'il ne soit pas considéré comme une secrétion normale, sa présence est constante dans la bouche de presque tout le monde, même chez les sujets dont la santé est parfaite, et il émane de ces humeurs.

Il est formé par une concrétion terreuse composée en partie de chaux, de mucus, de matière salivaire; il se dépose à la base des dents, qu'il entoure.

Le tartre est fourni par la salive et le mucus.

Les savants sont peu d'accord sur son origine; les uns l'attribuent à une sécrétion pathologique des gencives, c'est-à-dire que ces organes étant malades, produisent le tartre; d'autres pensent avec M. le docteur Serres, qu'il se forme dans de petites glandes placées dans les gencives autour des dents. D'autres enfin, l'attribuent à un dépôt formé par la salive et le mucus; cette opinion est celle que l'expérience nous a fait adopter comme se rapprochant le plus de la vérité.

Bien que la salive soit abondante chez les enfants, leurs dents sont cependant peu chargées de ce tartre; attendu qu'à cette époque de la vie les humeurs ne contiennent qu'une petite quantité de substance calcaire, c'est-à-dire de principes terreux.

Développement de la première dentition.

Quoique ces organes ne sortent des gencives, que lorsque l'enfant a atteint l'âge de 7 à 8 mois, ils se développent longtemps auparavant. Dans le sein de sa mère il en porte les germes au bout de quatre ou cinq mois de conception, et la deuxième dentition qui ne devra apparaître que quand la première sera tombée, c'est-à-dire à l'âge de 7 à 10 ans, existe déjà à l'état de germe avant la naissance.

La première dentition diffère de la deuxième, par le volume et un peu aussi par la forme et le nombre des dents : destinée à vivre seulement quelques années, elle ne possède pas les conditions de solidité de celle qui doit lui succéder.

En agissant ainsi, la nature prouve sa sollicitude envers un être faible et sensible, qui aurait trop à souffrir pour perdre ses premières dents, si elles étaient solidement attachées ; les efforts qu'elles font pour saillir à travers les os des mâchoires, lors de leur apparition, causent assez de douleurs aux petits enfants, et mettent quelquefois leur existence dans un péril assez grand (1) pour qu'ils soient dispensés de ces vicissitudes, lorsque la deuxième dentition vient remplacer la première.

Ainsi que nous l'avons dit plus haut, les premières dents sortent des gencives vers l'âge de sept, huit, neuf ou dix mois, quelquefois même la première ne se montre pas avant un an. On cite aussi quelques cas rares, d'enfants nés avec une ou plusieurs dents. Louis XIV était de ce nombre.

Pendant les premiers mois de la naissance, les mâchoires sont peu développées, mais lorsque le travail de la dentition a fait des progrès, et qu'elles prennent plus de développement, les gencives deviennent plus épaisses et plus saillantes; les mâchoires s'élèvent; l'inférieure forme à sa partie postérieure un angle de

(1) *Voir* à la 2e partie, les maladies qui accompagnent la sortie des dents de la première dentition.

moins en moins obtus, enfin la première dent se montre bientôt.

Voici l'ordre ordinaire de la sortie des dents.

Les deux incisives moyennes ou centrales inférieures Les deux incisives moyennes supér.	du 6e au 10e mois.
Les deux incisives latérales infér. Les deux incisives latérales supér.	du 10e au 16e mois.
Les quatre canines	du 15e au 24e mois.
Les quatre premières molaires	du 20e au 30e mois.
Les quatre dernières molaires	du 28e au 40e mois.

Total vingt-deux dents. (Voir la pl. IIe.)

Nous répétons toutefois que cette marche n'est pas invariable, et nous ajouterons, que la constitution des enfants, ainsi que les maladies qui surviennent à l'époque du développement de la première dentition, peuvent avoir sur elle une grande influence.

La sortie des premières dents s'annonce très souvent par de la fièvre; l'enfant est ordinairement agité, chagrin; il porte instinctivement ses doigts à sa bouche; son sommeil est moins calme, de moindre durée, et plus difficile; il arrive qu'une de ses joues se colore d'un rouge ardent, tandis que l'autre reste dans son état ordinaire. De petites éruptions se développent quelquefois sur la figure, la poitrine, et les épaules. La diarrhée, et de fréquents vomissements viennent souvent compliquer cet état. C'est alors que la tâche de la nourrice (dans les grandes villes c'est rarement la mère), devient pénible, car les soins qu'elle doit à son nourrisson ne lui laissent aucun repos. Il serait nuisible et même dangereux, quelquefois, de priver à cette époque, l'enfant du sein qui le nourrit; c'est sa consolation, c'est le remède à tous ses maux.

Comme tous les enfants de cet âge, éprouvent le désir de mordre un corps dur, on a l'habitude de leur pendre au cou, un hochet garni d'un morceau d'ivoire, d'os, ou de *cristal*, mais une mère prudente doit éviter avec soin de mettre à sa disposition, cette dernière matière si fragile, qui peut en se cassant le blesser. L'ivoire est préférable à toute autre chose, aussi est-il presque généralement choisi.

Une personne prudente évitera, pendant le

travail de la sortie des deux ou trois premières dents, de fatiguer son enfant en l'excitant à marcher; s'il est fort et qu'il y soit naturellement disposé, il y aura moins d'inconvénients, mais dans le cas contraire, il faudra attendre que la nature lui soit venue en aide.

Lorsque la première dentition s'ébranle, pour faire place à la deuxième qui vient la remplacer, c'est-à-dire vers l'âge de sept ans, une mère, ou une nourrice intelligente doit surveiller la bouche de son enfant, et examiner, si les deux dentitions ne se nuisent pas. Il arrive souvent en effet qu'une dent de la deuxième dentition sort avant que celle dont elle doit prendre la place ne soit tombée, ce qui l'oblige à chercher une issue à côté; il en résulte une irrégularité fâcheuse dans l'arrangement des dents de remplacement. Il faut alors avoir recours au dentiste, ou si l'on n'en a pas près de soi, se résigner à ôter soi-même la dent qui doit tomber, si toutefois elle est assez ébranlée pour qu'on puisse faire cette petite opération à l'aide d'un fil un peu fort.

Néanmoins on ne devra employer ce moyen, que pour les incisives, et les canines, les autres offrant trop de résistance.

Il nous reste maintenant à décrire la structure des dents de la première dentition, structure que la simple inspection de la bouche fait connaître en partie, mais qui nécessite une description détaillée de la partie cachée dans l'intérieur des mâchoires ; nous suivrons l'ordre de leur sortie.

Les dents incisives de la mâchoire inférieure, diffèrent peu de celles de la mâchoire supérieure. Comme ces dernières, elles sont droites, carrées à leur sommet, aplaties, se recourbant légèrement d'avant en arrière, convexes à leur face antérieure, concaves à celle postérieure, s'arrondissant un peu à leur base, et se terminant par une racine plus arrondie encore et formant un cône renversé. (Voir planche Ire.)

Les incisives moyennes ou centrales, au nombre de deux à chaque mâchoire, sont un peu plus larges que les latérales ; celles-ci affectent ordinairement une direction un peu oblique en s'inclinant légèrement du côté des incisives moyennes. Elles sont également au nombre de deux.

Les canines, ainsi nommées parce qu'elles sont semblables aux dents laniaires du chien, ont une forme conoïde; elles sont plus longues et plus grosses que les incisives, et placées un peu en dehors du rang, ce qui produit une légère saillie sur les mâchoires.

Leurs racines sont aussi plus longues, plus arrondies, et plus pointues que celles des dents précédentes.

Les dents molaires, de la première dentition sont au nombre de quatre à chaque mâchoire; celles placées immédiatement derrière les canines, sont plus petites que les autres. Elles ont toutes la forme d'un bourrelet aplati à son sommet; le sommet de ces dents se divise en plusieurs éminences nommées tubercules. Les racines des dents molaires sont au nombre de deux à la mâchoire inférieure, et de trois à la supérieure. Elles se contournent en arcade, afin de laisser dans leur intervalle, la place nécessaire pour loger la partie supérieure des dents de remplacement.

Les dents de la mâchoire inférieure diffèrent de celles de la supérieure, en ce qu'elles sont généralement un peu plus petites.

On remarque souvent chez le même sujet, des différences notables dans la nature des deux dentitions. Si l'enfant a souffert pendant le développement de la première, elle en portera des traces visibles, car les dents seront rayées ou piquées; les incisives seront festonnées à leur extrémité, ou elles se carieront dès qu'elles paraîtront.

Mais si la santé est revenue avant l'apparition de la deuxième dentition, celle-ci se développera forte, saine, et semblera provenir d'une autre personne. C'est qu'en effet il s'opère à cette époque, des changements si grands chez les enfants, et cela d'une manière si rapide qu'on les croirait métamorphosés.

Développement de la deuxième dentition.

Lorsque s'opère le développement de la seconde dentition dans l'intérieur des mâchoires, les dents qui la composent, envahissent tout l'espace laissé libre par les premières, mais cet espace devient insuffisant lorsque leurs racines sont arrivées à la moitié des dimensions qu'elles doivent acquérir. Elles exercent une pression telle, sur les racines de celles de la première dentition, que celles-ci s'atrophient, se rongent, et disparaissent en partie; la portion qui subsiste étant insuffisante, ces dents s'ébranlent, ce qui en facilite d'autant plus la chute et la rend moins douloureuse.

Les dents de la deuxième dentition sortent dans l'ordre suivant :

Les deux incisives moyennes, ou centrales inférieures Les quatre premières grosses molaires	de 6 à 8 ans.
Les deux incisives moyennes supérieures	de 7 à 9 ans.
Les quatre incisives latérales	de 8 à 10 ans.
Les deux premières petites molaires infér. Les deux premières petites molaires supér.	de 9 à 11 ans.

Les quatre canines	de 9 à 12 ans.
Les quatre deuxièmes petites molaires	de 10 à 13 ans.
Les quatre deuxièmes grosses molaires	de 12 à 15 ans.
Total vingt-huit ans.	

Les époques que nous indiquons ici se rapportent au plus grand nombre de sujet, cependant la nature n'opère pas toujours d'une manière aussi régulière, et le développement des dents subit l'influence du tempérament, de la force, de la constitution, et de la santé que transmettent les parents à leurs enfants, ou qui résultent des premiers soins qu'ils ont reçus.

Les maladies qui surviennent souvent par suite de la croissance, contribuent aussi puissamment à retarder la sortie des dents, et lorsque les enfants ont été affaiblis par des fièvres graves, ces organes subissent des altérations notables, surtout, si ces fièvres en ont précédé la sortie. C'est ce que nous nous proposons de démontrer dans la deuxième partie de cet ouvrage, en traitant des accidents qui accompagnent souvent le développement des dents.

L'apparition de la deuxième dentition est, moins souvent que la première, la cause d'affections graves ; elle donne lieu, quelquefois à des inflammations locales, que l'on combat aisément.

Mais la sollicitude des parents, ou des personnes auxquelles on confie les enfants à cet âge, n'en doit pas être moins grande, car d'autres soins deviennent nécessaires ; ce sont ceux relatifs à l'arrangement des dents.

La nature ayant de grands efforts à faire pour placer vingt-huit grosses dents, dans un espace qui ne pouvait d'abord en contenir que vingt petites, il en résulte que si le développement des mâchoires, s'opère moins activement que celui des dents (1), celles-ci ne trouvant pas toute la place qui leur est nécessaire entre les deux lames osseuses destinées à les contenir, quelques unes d'entre elles, sont re-

(1) A cette époque, l'arcade maxillaire s'agrandit par ses deux extrémités postérieures qui s'allongent ; l'angle de la mâchoire devient presque droit, et il reste ainsi un vide pour loger les grosses molaires.

poussées en avant ou en arrière, et la bouche, perd sa régularité.

Que de parents déplorent trop tard, d'avoir mis une négligence coupable, dans la surveillance de la croissance des dents de leurs enfants! S'il avaient eu recours à un dentiste intelligent qui aurait dirigé et guidé la marche de la nature en cette circonstance, ils se seraient évités bien des regrets.

L'importance des soins du dentiste est à ce moment facile à comprendre, car c'est lui qui juge si la mâchoire pourra, ou non, contenir toutes les dents nouvelles. Si l'espace suffit, le dentiste redresse à l'aide de petites appareils, les dents déviées, dans le cas contraire, il doit se décider à extraire celles qui sont un obstacle à l'arrangement des autres, et qui deviennent ainsi nuisible quoique très saines.

Il est des cas où le dentiste prend à cette occasion une grande responsabilité, car si la santé du sujet n'est pas très bonne; si ses dents sont de nature à se carier de bonne heure, qu'on lui ait extrait les dents saines qui gênaient les autres, et que peu de temps après quelques-unes de ces dernières viennent à se détériorer, on pourra lui reprocher d'avoir agi légèrement.

C'est une des mille circonstances qui prouvent qu'il ne peut se borner à connaître le mécanisme et la structure des mâchoires (ce que beaucoup ignorent pourtant), mais qu'il doit posséder des connaissances assez approfondies en physiologie, en pathologie et en thérapeutique. Enfin le dentiste doit être *chirurgien* et *médecin*, car sa profession n'est qu'une spécialité en médecine.

Cette vérité ressortira plus encore de ce que nous aurons à dire sur les maladies de la bouche, et rendra plus sensible l'utilité de ce petit ouvrage.

La forme des dents molaires ne diffère pas essentiellement de celle des dents de la première dentition (1), et pour qu'on puisse

(1) Il doit être bien entendu que ceci ne doit pas être pris d'une manière trop absolue, car, pour l'homme de l'art,

les comparer d'un seul coup d'œil, nous renvoyons le lecteur à la planche Ire, qui représente d'une manière exacte les deux dentitions.

La seule chose qu'il soit utile de rappeler, c'est que les racines de la deuxième dentition, sont proportionnellement plus développées, et plus fortes que celles de la première, et cela pour les causes que nous avons expliquées.

Quant à ce qui concerne la qualité des dents nous dirons en terminant, que ces organes diffèrent de nuance selon leur nature qui dépend de la constitution des sujets ; les plus blanches sont les plus belles, mais elles sont moins solides que celles qui ont une teinte légèrement jaune ou grise. Les dents qui sont traversées longitudinalement par des stries ou petites ca-

ces dents présentent des différences essentielles avec celles de la première dentition, mais ces différences intéressent la science et sont peu importantes pour l'homme du monde, qui doit toujours avoir recours au praticien lorsque des soins médicaux ou des opérations sont nécessaires.

nelures sont les plus solides. Celles qui sont arrondies, courtes, et nacrées sont les plus friables, et les moins durables.

Développement de la troisième dentition.

Nous appelons troisième dentition, l'apparition des quatre dernières grosses molaires communément nommées dents de sagesse, qui ne sortent pas ordinairement avant l'âge de dix-huit à vingt-cinq ans chez les hommes, et ne paraissent que plus tardivement encore chez femmes. Il en est même qui n'en possèdent en apparence qu'une ou deux, parce que les autres restent enterrées dans les mâchoires, lorsque celles-ci ne sont pas assez développées pour leur permettre de saillir au-dehors.

Ces dents durent rarement autant que les autres. Venues beaucoup plus tard, elles se gâtent plus tôt; cela paraît résulter de ce que, formées de bonne heure avec toutes celles de la deuxième dentition, elles s'altèrent par un trop long séjour dans les cavités maxillaires.

Leur développement est toujours moins complet, que celui des autres molaires, et leurs racines sont ordinairement petites et soudées ensemble; leur forme est peu régulière; aussi, elles ne rendent que de faibles services. Enfin quand elles ont accompli leur entier développement, chaque mâchoire est garnie de 16 dents. (Voir la planche III.)

Outre toutes les dents dont nous avons parlé, il en survient encore quelquefois d'autres qu'on nomme auxiliaires, dont le nombre, la forme et la position sont très variables; sous ce rapport la nature se montre très bizarre, car tandis qu'elle refuse aux uns le complément de leur contingent, elle donne aux autres plus que le nécessaire.

Quelquefois plusieurs molaires poussent doubles à la mâchoire supérieure ; ce phénomène est beaucoup plus rare à l'inférieure. On voit aussi des personnes ayant une cinquième canine entre les deux incisives moyennes supérieures.

Je connais une demoiselle qui ne possède

que les quatre incisives moyennes, les latérales étant remplacées par quatre canines qui viennent s'ajouter à celles normales, ce qui donne à sa bouche une expression peu agréable.

M. B. tailleur porte quatre canines à la mâchoire supérieure deux à leur place les deux autres remplacent les incisives latérales, mais par compensation, la mâchoire inférieure est ornée de six incisives.

La direction des dents varie aussi beaucoup, mais je crois devoir me borner à dire ici que le dentiste étant seul compétent pour y remédier, toute description serait inutile; d'ailleurs ces anomalies présentent des variétés différentes sur chaque sujet. Je me borne à conseiller aux personnes auxquelles ces accidents arrivent, de se faire donner les soins nécessaires aussitôt qu'elles s'en aperçoivent, tout retard devant avoir pour résultat d'augmenter les difficultés et de rendre le succès plus lent et plus incertain.

C'est encore ici le cas de dire que le dentiste

auquel on s'adressera, devra être *anatomiste* et *médecin*, car les déviations des dents, provenant quelquefois d'un état pathologique des os des mâchoires, qui résulte d'une affection scrofuleuse, ou rachitique, tous les soins locaux seraient inefficaces si l'on ne se préoccupait de l'état général.

Il est encore d'autres cas qui exigent de la part du dentiste une sollicitude éclairée ; nous citerons d'abord celui où la faiblesse de constitution d'un sujet, son tempéramment nerveux, ses dispositions à des attaques de nerfs, ou à la phthisie, sont autant de contre indications à toutes les opérations de redressement ou d'arrangement.

DE L'HYGIÈNE.

L'hygiène est la partie de la médecine qui enseigne l'art de conserver la santé; elle apprend à connaître l'influence des agents extérieurs habituels de la vie, sur l'économie animale; trace les règles applicables à chaque constitution, enfin c'est la médecine préventive.

Il n'est pas nécessaire d'être médecin pour posséder des connaissances en hygiène, toutes les personnes un peu instruites le prouvent journellement, et la mère qui nourrit ses enfants, et dont la sollicitude est mise à des épreuves continuelles, acquiert bientôt cette science à un degré très élevé.

L'hygiène diffère selon les climats, les localités, la fortune, la profession et la nature du tempéramment : elle doit être en harmonie avec les habitudes et les mœurs de chaque pays.

Dès sa naissance, l'enfant subit l'influence de l'hygiène, et c'est souvent des premiers soins, bien ou mal entendus qu'il reçoit, que dépend sa bonne ou mauvaise constitution.

Une nourrice intelligente doit non seulement veiller à la santé de son nourrisson, mais aussi se préoccuper beaucoup de la sienne.

Le choix d'une nourrice est donc une chose

de la plus haute importance, et toute la sollicitude possible est insuffisante en cette circonstance si elle ne s'appuie sur le savoir du médecin.

Avant d'entrer en matière sur cet objet, je ne puis me défendre d'exprimer un sentiment pénible, en pensant qu'aujourd'hui, dans les grandes villes, il est peu d'enfants qui soient nourris par leurs mères. Les grands centres de population, sont, il est vrai, dans des conditions peu favorables pour l'allaitement par le sein, mais celles qui pourraient remplir cette mission sacrée, s'en dispensent, soit pour se conformer à l'usage établi, ou pour ne se priver d'aucun des plaisirs mondains, et confient leurs enfants à des nourrices prises au hasard, dans *un bureau établi à cet effet;* elles marchandent les soins et l'amitié de ces dernières, et livrent à la première venue, un être auquel elles demanderont plus tard, la plus tendre amitié, et le plus profond respect. D'autres poussent plus loin la spéculation, et à l'aide d'un sein artificiel (un biberon), elles font prendre à leur enfant, un lait qui n'est nullement approprié à la faiblesse des ses organes, et que l'on dénature avec de l'eau pour le rendre moins indigeste..... Hélas? il y a de quoi frémir en pensant que ce lait n'arrive pas même pur aux mains de ces mères peu courageuses, car le marchand y mélange souvent des substances nuisibles à la santé des pauvres créatures auxquelles il est destiné. Aussi la mortalité est-elle beaucoup plus considérable chez ces enfants que chez ceux qui puisent la vie à ses sources naturelles.

Espérons que la *mode* viendra de nourrir, et qu'on se décidera à faire, pour se soumettre à son caprice, ce qu'on a refusé aux sollicitations de la nature. Pour être juste, disons toutefois que toutes les femmes ne sont pas dans des conditions convenables de santé pour allaiter leurs enfants.

Lorsqu'on prend une nourrice, la première chose dont on doit s'occuper, est celle à laquelle personne ne songe ordinairement, c'est-à-dire de chercher une femme dont la constitution, la taille, et le caractère se rapprochent autant que possible, de ce qui caractérise la mère sous ce rapport; nous disons que ces conditions doivent être recherchées, si toutefois celle-ci est d'une santé satisfaisante. Dans le cas contraire, on ne devrait se préoccuper que des conditions qui pourraient être favorables à l'amélioration de la santé du nourrisson.

En tout état de chose, voici les conditions auxquelles on peut être une excellente nourrice, c'est Beaumès qui nous l'enseigne :

Professer de bonnes mœurs, avoir de belles qualités physiques. L'âge de la nourrice doit être entre vingt et trente ans, la couleur de sa peau d'un blanc *normal;* ses yeux seront vifs et animés; ses cheveux et ses sourcils, bruns ou d'un blond cendré; ses lèvres vermeilles; *ses dents saines et propres;* ses gencives fermes et bien colorées. Il faut que son haleine soit douce, qu'elle ait le nez libre, et n'exhalant aucune odeur, le col assez long, la poitrine large et bien arquée; ses mamelles doivent être détachées, fermes, tendues, élastiques et d'une grosseur moyenne, avec des bouts assez irritables pour devenir fermes lorsqu'on y pose les doigts dessus; bruns, allongés, de moyenne grosseur, placés sur le milieu de la partie déclive de la mamelle, dans une aréole monticuleuse de couleur rouge obscur. Son lait aura une odeur suave, une couleur peu matte, mais un œil bleuâtre et demi transparent; il doit soutenir les épreuves qui en assurent la bonté, et qui sont les suivantes :

On met quelques gouttes de lait dans une assiette qu'on incline lentement et avec précaution. Si le lait raye trop vite et sans laisser après lui de trace, on l'estime trop clair (trop séreux); tandis qu'on lui attribue une qualité opposée, s'il ne coule que difficilement, et laisse une trace laiteuse trop forte. On en fait tomber une goutte dans l'œil pour sentir s'il porte sur cet organe une impression d'âcreté; on en mêle avec l'eau pour éprouver s'il s'y délaye parfaitement; on le goûte pour juger s'il n'est ni trop doux, ni salin, ni amer; enfin pour dernière épreuve, on le fait cailler avec des acides, ou on le laisse reposer pour voir s'il abonde trop en partie caséeuse et en crême.

Quant aux autres qualités d'une bonne nourrice, les vices héréditaires doivent être inconnus dans sa famille. Elle n'aura ni *fleurs blanches*, ni cautère, fluant ou récemment fermé, ni maladie cutanée habituelle ; elle ne sera point sujette au mal hystérique (aux vapeurs), aux convulsions chroniques ; il est désirable qu'elle n'ait pas encore nourri ; mais s'il en est autrement, il faut acquérir la certitude qu'elle n'a point donné son lait à des enfants malsains. En général il est peu important qu'elle soit réglée dans la suite. Si elle cohabite avec son mari, elle doit, lors de la moindre indisposition se faire visiter par son médecin. Il faut qu'elle ait des passions très modérées ; il ne faut point qu'elle soit colère par habitude, ni sujette aux caprices, et à l'ivrognerie ; les investigations auxquels on se livrerait à ce sujet ne pourraient être trop scrupuleusement faites.

Quant au régime nécessaire à la nourrice, il doit être égal et régulier; tout ce qui dérangerait ses habitudes serait nuisible. Linné, dit M. Beaumès, fait à ce sujet les réflexions suivantes : on choisit, le plus souvent, les nourrices parmi les femmes les plus pauvres, et qui ont été obligées, par différents accidents, d'abandonner leurs enfants, ou qui les ont perdus. Comme elles ont été accoutumées, dès l'enfance, à une nourriture grossière, et à un travail pénible, et que lorsqu'elles sont dans une maison bourgeoise, elles sont oisives, mangent et boivent beaucoup, ne se nourrissent que d'aliments succulents, elles sont bientôt tourmentées par la pléthore (surabondance de sang et des humeurs), la mélancolie, la luxure; elles deviennent pesantes, lascives, tristes; car personne n'ignore qu'un passage brusque d'alimentation grossière, et d'exercice violent, à une nourriture abondante, et à une oisiveté absolue, développe une surabondance de force, et d'énergie qui peut nuire à la qualité du lait, surtout si le sujet n'était pas d'abord d'une santé très vigoureuse.

Les effets de ce changement sont peu appréciables chez elle, mais l'enfant en est la victime; il est sujet aux tranchées et aux vomissements qui en sont la suite. Le lait se coagule trop fortement; l'estomac s'enfle, paraît dur, et est incapable de digérer cette masse laiteuse.

Les excréments sont verdâtres, la face est pâle, des éruptions paraissent sur la peau, enfin la fièvre survient et se complique de convulsions.

La dentition ne peut s'opérer régulièrement au milieu de ces maux, elle contribue au contraire à les augmenter.

Lorsqu'une nourrice est mère d'un enfant de plus de six mois, elle doit lorsqu'on lui en confie un qui vient de naître, modifier son régime de manière à ce que son lait soit plus frais et plus limpide, c'est ce qu'on appelle vulgairement renouveller le lait.

Dans ce but elle usera de boissons rafraîchissantes telles que, tisanne de chiendent, de de scorsonaire, de réglisse, ou toute autre boisson analogue.

Il ne suffit pas que le lait soit d'une bonne qualité, il faut encore que la nourrice ne le donne qu'avec discernement. Malheureusement beaucoup de femmes sont persuadées que l'enfant très jeune, chez qui la nutrition se fait rapidement, doit rester longtemps au sein, et le reprendre à des intervalles très rapprochés, mais si cette dernière condition est utile il ne faut pas l'exagérer. Trop gorgé de lait, le nourrisson le rejette et l'estomac en souffre; c'est une erreur grave de croire que ces vomissements sont salutaires; cette erreur est pourtant assez répandue parmi les femmes des classes inférieures. Lorsque cet accident arrive, il faut, au lieu de redonner de suite le sein comme cela se pratique souvent, attendre un peu plus longtemps que d'habitude, afin que le même accident ne se renouvelle pas et si l'on a trop de lait, il faut traire les seins afin de se soulager.

Rappelons maintenant aux nourrices les soins qu'elles doivent donner aux enfants depuis le moment où ils leurs sont confiés jusqu'à l'époque ou ceux-ci changent de mère.

Je ne parlerai pas de l'emmaillottement, le temps ayant fait justice de cette coutume barbare qui, est presque généralement abandonnée après le troisième ou le quatrième mois, et qui dans tous les cas a été modifiée de façon à laisser toute la latitude possible aux mouvements.

Une femme intelligente doit régler les repas de son nourrisson d'après ses forces et sa contitution, et une fois qu'elle est fixée sur ce point, elle doit mettre la plus grande régularité dans ses habitudes.

Lorsqu'un enfant a pris une quantité suffisante de lait, et qu'il crie, ce n'est point par besoin, mais par suite d'une disposition à l'irritation, disposition assez commune chez les sujets un peu faibles, ou qui sont tourmentés par un peu d'inflammation. Dans cette circonstance, après en avoir acquis la certitude, une nourrice consciencieuse, surveillera sa propre santé afin que son lait soit à la fois pour son enfant, un aliment et un moyen de médication, car il n'en est guère d'autre à cette époque.

Pendant les premiers mois on doit s'abstenir de donner de la bouillie à l'enfant, à moins d'y être absolument forcé. Cet aliment n'est pas en rapport avec les organes, aussi la mortalité est elle plus grande dans les pays où l'on pousse cet usage jusqu'à l'abus. Dans d'autres lieux ou la bouillie est inconnue, on adopte une *panade*, qui n'est pas d'un meilleur usage, surtout si elle n'est pas faite avec précaution ; combien voit-on d'ailleurs d'enfants qui refusent cette alimentation, soit parce que très souvent elle a un goût de brûlé qui leur répugne, soit parce que la déglutition en est très difficile.

Je pourrais m'étendre beaucoup encore sur ces inconvénients, mais les observations du médecin sous la surveillance duquel on doit toujours placer sa nourrice, observations qui seront toutes pratiques et spéciales à chaque sujet, auront plus d'efficacité que les dissertations dans lesquelles je pourrais m'étendre.

Si le lait de la nourrice diminuait de quantité au point de devenir insuffisant, on y suppléerait par celui de vache, que l'on couperait avec une émulsion d'amandes douces (1), ce qui fournirait un aliment doux, rafraîchissant, et salutaire à l'époque du travail de la dentition ; cela ne devrait nullement dispenser de consulter le médecin pour aviser aux moyens d'augmenter la secrétion des seins.

La même préparation devrait être donnée aux enfants qu'on nourrirait au biberon.

Disons maintenant un mot de l'analyse du lait :MM. Fourcroy, Vauquelin et Thénard ont reconnu qu'il est formé de beaucoup d'eau, et de deux genres de matières, les unes comme le sucre, le mucilage, le muriate, et le sulfate de potasse, ainsi que l'acide acétique sont entièrement dissoutes ; les autres sont la matière du

(1) On la composerait avec des amendes douces qu'on extrairait de leurs coquilles, et que l'on ferait tremper dans l'eau chaude ponr enlever la peau ; puis on pilerait dans un mortier avec du sucre et un peu d'eau dont on augmenterait la dose successivement ; le tout bien broyé serait passé, rebroyé, repassé, et le liquide mêlé dans la proportion d'un quart sur trois quarts de lait ; l'on tiendrait bien bouché.

fromage, celle du beurre et les phosphates de fer, de chaux et de magnésie, dont la dissolution est moins complète. Enfin des travaux plus récents ont fait reconnaître que cette humeur (car le lait n'est qu'une humeur secrétée par la glande mammaire), se compose de trois principes qui sont, le caséum (la base du fromage) beaucoup de crême et de sucre. De plus elle contient en petite quantité, des hydrochlorates de chaux et de soude. Le lait de femme diffère de celui de la vache, en ce que la crême du premier ne peut pas produire de beurre.

Lorsque le moment sera venu d'ajouter à l'allaitement quelques aliments, c'est-à-dire, vers le septième ou huitième mois *de nourriture*, on devra se borner à faire des bouillies claires, de légères crêmes de riz ou de légères panades, puis on essayera d'administrer des crêmes de riz faites avec du bouillon dégraissé. On aura bien soin de ne pas suivre l'exemple des personnes qui mâchent des substances animales et du pain, et qui les donnent pénétrées de leur salive, à leurs nourrissons; cette alimentation ne convient nullement à leur état, et peut au contraire occasioner de graves accidents.

Si, à l'époque du travail de la première dentition, il n'en survient aucun, on augmentera un peu la quantité des aliments jusqu'à ce que l'enfant arrive à être entièrement sevré, ce qui ne devra pas avoir lieu dans le cas où la sortie des dents occasionerait des douleurs vives et persistantes; si l'enfant perd de son énergie, ou s'il prend du dégoût pour toute autre nourriture que celle puisée au sein.

Je crois devoir répéter que ce qui a été prescrit à la nourrice au sujet de sa propre santé pour les premiers temps de *sa nourriture* doit être encore plus observé vers la fin, attendu qu'à cette époque, elle éprouve plus de fatigue, que son lait vieillit, et que par conséquent elle doit remédier à ces inconvénients par un régime bien entendu, et surtout une nourriture bien choisie.

On devra se préoccuper aussi des conditions de salubrité du local que devront habiter la nourrice et l'enfant. La pièce où ils coucheront devra être accessible au soleil, disposée de manière à ce que l'air puisse y circuler librement et être élevée à quelque disance du sol (1) Le berceau devra être placé de manière à ce que le jour l'éclaire de face, car autrement la vue pourrait en être affectée et l'harmonie du regard détruite. Il ne devra y avoir aucune humidité, ni sur le plancher, ni dans les murs.

Maintenant rappelons bien qu'il ne faut pas forcer un enfant à marcher avant qu'il en témoigne le désir, et qu'il essaie de lui même à prendre l'équilibre et à faire quelques mouvements pour se déplacer.

Si le sujet est maigre et qu'on l'excite à la marche, ses membres trop faibles encore, se contournent, et le même accident a lieu s'il est gros et lourd, car ses membres quoique forts ne le sont pas assez pour supporter un si grand fardeau. A plus forte raison devra-t-on

(1) Ces observations s'adressent principalement aux nourrices des campagnes.

se bien garder d'user de la ressource des chariots et bancs courants qui sont ce qu'il y a de plus nuisible en ce qu'ils contribuent en outre à faire prendre des positions vicieuses et à faire dévier la colonne vertébrale.

La meilleure méthode en cette circonstance, est celle qui consiste à laisser les enfants se rouler et jouer librement sur un bon tapis, ou une couverture d'une étoffe chaude et épaisse afin d'éviter les résultats des coups et des chûtes. Ils seront vêtus simplement et légèrement ce qui n'aura aucun inconvénient si la température du lieu est maintenue à un degré convenable.

Les pieds seront toujours tenus chaudement.

Le hochet dont nous avons déjà parlé, a rencontré des partisans et des détracteurs. Tandis que les uns y voient un moyen de diminuer la sensibilité des gencives et de satisfaire à un besoin, les autres disent que l'emploi de cet instrument durcit cette membrane et ajoute ainsi un obstacle à ceux que rencontrent les dents pour sortir des mâchoires.

J'ai pu constater quelques avantages résultant de l'emploi du hochet, et je n'ai jamais pu acquérir la certitude des inconvénients dont il est question.

Au surplus, il peut être facilement remplacé par l'emploi d'un morceau de racine de guimauve, ou de réglisse convenablement préparée[1], et trempée dans un peu de miel. Des frictions avec les doigts enduits de la même matière, sont aussi d'un heureux effet.

Nous arrivons à l'âge où les enfants sont sévrés et marchent seuls.

A cette époque on devra les couvrir de vêtements appropriés à chaque saison; ils devront être relativement un peu chauds, aisés, permettre librement les mouvements, et laisser une liberté entière au jeu des organes contenus dans la poitrine et le ventre.

La flanelle de santé est d'un excellent usage pendant l'hiver, et doit être préférée à des tissus lourds et épais.

De l'âge de 18 mois à trois et même quatre ans, les soins sont plus faciles et moins pénibles si la dentition suit son cours sans accident. Les seules observations relatives au régime, consistent à prescrire des bains de temps en temps, à choisir des aliments sains, légers, tels que les petits potages gras et maigres, quelques mets peu substantiels, jamais d'échauffant. Les légumes secs, étant plus nuisible qu'utiles, on devra leur préférer les fécules de riz et de pommes de terre.

Nous recommandons l'exercice mais il ne doit jamais être poussé jusqu'à la fatigue.

C'est vers l'âge de 3 ans que la vie, qui jusqu'alors n'était pour ainsi dire que végétative, devient intelligente, et qu'il convient de diriger dans une bonne voie, l'esprit et le caractère des enfants. Tout est pour eux un objet de curiosité et d'envie; il est donc important de ne rien négliger de ce qui peut contribuer à bien guider leurs premières impressions. Il convient de n'être pour eux ni faible, ni dûr; et d'éviter tout ce qui peut leur aigrir le caractère; il faut n'être jamais injuste envers eux et ne pas se laisser aller aux mouvements d'une vive impatience et encore moins à de la brusquerie, et se garder d'un excès de sévérité.

On répondra à toutes les questions des petits enfants de manière à leur donner l'intelligence des choses qu'ils désirent connaître; il ne faut jamais les tromper. Qu'on se persuade bien qu'ils possèdent déjà une faculté d'appréciation et de comparaison qui peut se développer avantageusement sous l'influence d'une bonne direction, ou se fausser par suite d'une mauvaise.

Les enfants élevés au milieu des grandes villes, sont sous ce rapport très précoces, et l'on est souvent étonné des questions qu'ils adressent et des choses qu'ils observent.

Qu'on me pardonne les digressions auxquelles je me livre dans le cours de cet ouvrage, mais je suis tellement persuadé de l'importance de l'hygiène du cœur et de l'esprit à cet âge, et je suis si souvent à même de remarquer combien dans les classes ouvrières on l'observe peu, que je crois remplir un devoir en appelant l'attention des familles sur ces premiers principes de la vie sociale.

Depuis quelque temps on a adopté un usage nuisible qui, s'il se propage, aura de tristes conséquences : je veux parler de cette mode anglaise qui consiste à laisser même en hiver les bras et les jambes des enfants entièrement nus. Cette condition s'aggrave encore par la courte dimension des robes; on complète leur toilette par des coiffures lourdes et chaudes. Cette manière d'agir est tyrannique et basée sur le désir d'imiter un peuple qui n'est pas plus que nous, exempt de faiblesse et de vanité. En effet, à Londres comme à Paris, on ne se demande pas si la mode présente des avantages ou des inconvénients, mais on croit avoir satisfait à toutes les conditions en disant : *c'est du bon ton, ceci est bien porté*...

Voici les peines et les misères de la vie qui vont commencer, car l'âge d'entrer en pension est arrivé. Que de choses à dire sur la manière dont on dirige les études sous le rapport hygiénique.

Aujourd'hui le travail commence au petit jour et finit à neuf heures du soir. Deux récréation d'une demi heure, et une autre d'une heure sont les seuls délassements qu'on accorde à des cerveaux de 7 à 8 ans et même moins. Il faut de très bonne heure apprendre le latin, le grec, l'anglais ou l'Allemand, de sorte que les enfants doués de peu d'énergie ou de force, ne sont jamais en mesure de satisfaire leurs maîtres. Eh bien chers lecteurs, savez-vous comment on obvie à cet inconvénient? le moyen est vraiment assez ingénieux pour que vous ne le deviniez pas tout d'abord; on double, on triple le travail (1).

Semblables à ces créanciers qui, ne pouvant

(1) Eh effet, le régime des retenues est suivi avec une telle rigueur que, si elles ont lieu trois jours de suite, ce qui arrive souvent, l'enfant ne prend de repos pendant ce temps que 15 minutes par jour. Il est aussi des maîtres qui poussent cela jusqu'à la spéculation, dans le but d'avoir au concours un plus grand nombre de prix, afin de donner du relief à leur maison; puis ils font des annonces pompeuses dans les journaux, et ne se ménagent pas les éloges!...

obtenir d'un débiteur malheureux, le paiement d'une somme qu'il ne possède pas, le maître leur fait faire des frais qui doublent la dette, et alors on leur dit : si vous ne satisfaites pas à ce surcroît d'obligation, les portes de la prison vont vous être ouvertes. Les frais d'huissier pour les élèves, ce sont les *pensums*.

Vous pensez peut-être qu'on a cherché au moins à rendre utile ce genre de punition; cela arrive quelquefois, il est vrai, mais bien souvent on inflige à un pauvre élève, cinq cents ou mille lignes, prises n'importe où ; le choix ne vient pas abréger la difficulté, au contraire, souvent il l'augmente.

Les pensums sont faits pendant les récréations déjà si courtes, ce qui fait que pour *solder* mille lignes, un enfant a été entièrement privé de jeu et d'exercice trois jours entiers. Certes, au point de vue de l'hygiène, il m'est bien permis de me récrier contre un tel abus.

Quelle est donc la nécessité impérieuse qui oblige à charger ainsi de bonne heure l'esprit d'un enfant? Où sont donc les avantages d'une méthode qui consiste à lui faire apprendre en une heure et demie, *six, sept, et même huit leçons* d'une ou même deux pages chacune? La durée de la vie s'est-elle donc abrégée au point de ne plus laisser aux hommes une période de temps suffisante pour s'instruire sans s'exténuer? Est-il donc nécessaire qu'un enfant finisse ses études à quinze ans, et qu'il soit en philosophie à seize? O merveille de l'art, un philosophe de seize ans...

Autrefois, on étudiait pour s'instruire; c'était le but : aujourd'hui, l'instruction n'est qu'un moyen; c'est une ressource mise au service de l'ambition. Jadis, un jeune homme finissait ses études à vingt ans, et elles étaient moins profondes et moins chargées qu'aujourd'hui, aussi l'esprit et le cœur y gagnaient infiniment. Quand on parlait d'Horace à un élève, il était plus qu'adolescent, et comprenait ce qu'on lui disait; aujourd'hui, il se contente de le retenir!

Si l'esprit seul était mis aux galères, toutes ces digressions pourraient paraître déplacées dans mon livre; mais le corps, comme l'esprit, est torturé par cet excès de travail, et j'ai eu assez souvent occasion d'en constater les résultats fâcheux pour qu'il me soit permis de m'en plaindre.

Des affections cérébrales, typhoïdes, des palpitations, sont malheureusement trop souvent le résultat d'un travail assidu, qui n'est pas réglé selon la constitution d'un enfant. La carie des dents en résulte aussi, par suite de l'affaiblissement de la santé, et d'accidents cérébraux, la céphalalgie étant d'ailleurs une maladie de tous les instants chez les écoliers.

Je me hâte de rentrer dans ma spécialité. J'ai à parler des soins qui deviennent nécessaires à l'époque du développement de la deuxième dentition.

Ainsi que nous l'avons dit, c'est de sept à huit ans que commence le développement de cette seconde dentition. Les soins, à cette époque, consistent principalement, comme nous l'avons dit, à bien diriger l'arrangement des dents et à les entretenir toujours propres. Cette dernière condition est doublement utile, d'abord, parce qu'elle évite aux gencives les inflammations qui résultent de la présence du tartre, et ensuite parce que la malpropreté cache souvent les ravages d'une carie commençante, et à la naissance de laquelle elle a pu contribuer.

Les demoiselles de quatorze à quinze ans commencent ordinairement à avoir soin de leurs dents et cela par un peu de coquetterie; elles attachent un certain prix à la beauté de la bouche qui est un de leurs principaux ornements. Je ne saurais leur en faire un reproche, et je désirerais au contraire que toutes les petites faiblesses, qu'on critique chez les personnes des classes riches, pussent avoir le même résultat. La coquetterie, lorsqu'elle n'est pas poussée trop loin, a des conséquences avântageuse; elle stimule le soin, la propreté, le courage, et devient ainsi la source de beaucoup d'excellentes habitudes; la bonne éducation doit la maintenir dans de sages limites, et en faire d'un défaut une vertu.

Les jeunes gens négligent beaucoup trop, au contraire, les soins de leur bouche; ce n'est qu'à l'âge de vingt ans qu'ils commencent à y penser. Et pourtant il n'est pas une bonne pension qui ne s'attache un dentiste instruit, lequel est chargé de visiter souvent les élèves. Mais tous les conseils possibles, les meilleures prescriptions restent sans effet, si l'on n'apporte un soin assidu à cette partie de la toilette

Si une maladie un peu grave survient, il faut, lorsque la convalescence est complète, inspecter la bouche de ces adolescents, afin de savoir si la fièvre n'a pas excité une secrétion anormale, de laquelle il soit résulté un empâtement des dents; c'est ce qui a lieu ordinairement; dans ce cas il faut les faire nettoyer.

Si les dents, malgré tous les soins dont elles ont été l'objet, sont inégales, il ne faut pas se hâter de les faire limer, l'expérience prouvant tous les jours que l'entier développement de la deuxième dentition n'est complet que longtemps après son apparition.

Chez les personnes dont la mâchoire n'est pas largement développée, les quatre canines restent longtemps enterrées à moitié, dans leurs alvéoles, et saillissent moins que les incisives. Dans le cas où on ferait limer ces dernières, il arriverait un peu plus tard que les autres, qui dans l'état normal sont déjà plus hautes (1), les dépasseraient de beaucoup, ce qui serait fort laid et fort gênant. Il faut être très sobre de l'usage de la lime ; on ne doit guère l'employer que pour détruire une carie commençante, ou des inégalités pouvant déchirer la langue ou les joues.

L'usage des acides doit être aussi formellement interdit, car ils ont une action plus terrible encore. Beaucoup de personnes qui n'ont pas les dents d'une belle nuance demandent au dentiste et au parfumeur de quoi les blanchir. On ne réfléchit pas que pour obtenir ce résultat, il faut exercer une action destructive sur l'émail, et qu'on n'achète ainsi qu'une satis-

(1) Voir la planche III, fig. n° 1er.

faction momentanée aux dépens du lendemain, car on brûle, on décompose, on détériore enfin l'organe qu'on veut embellir, et qui devient plus noir qu'avant. Les cosmétiques qu'on prône dans les journaux comme des merveilles, sont toujours à l'état d'eau, ou d'opiat, parce c'est la forme sous laquelle on peut y faire entrer plus facilement les combinaisons acides; on se tiendra donc en garde contre ces panacées, surtout lorsqu'elles seront vendues en bouteilles.

Parmi les poudres et les opiats qui ne contiennent que peu ou point de substances ayant une action trop active, il y a encore un choix très grand à faire, car on y fait entrer, soit un peu de crême de tartre, soit du tartrate de potasse, ou *du sel d'oseille*, ce qui est quelquefois indispensable. Nous avons joint à la fin de ce volume un formulaire de toutes les préparations qui conviennent le mieux aux soins de la bouche en santé et en maladie, et comme on connaîtra la recette de chaque chose, on pourra être certain de ne faire usage que d'agents utiles. On doit ne se servir qu'avec beaucoup de réserve des trousses ou nécessaires contenant des instruments d'acier pour le nettoyage des dents. Il est très difficile d'en user sur les siennes sans les rayer, aussi doit-on se borner à l'emploi de la brosse. Nous indiquerons dans le chapitre des diverses préparations dentifrices comment doivent être faites les bonnes brosses à dents.

On doit employer pour se curer les dents, des plumes ou du bois tendre, et non pas des cure-dents en métal, ou des épingles ; c'est ainsi qu'on les creuse, et qu'elles périssent promptement affectées de carie.

Beaucoup de personnes demandent : si l'usage de la pipe a un résultat fâcheux sur la santé de la bouche ? Sous le rapport chimique, le tabac n'exerce presque aucune action sur les dents, mais celles, entre lesquelles est saisi le bouquin ou le tuyau, s'usent vite, et c'est déjà un assez grand inconvénient.

Il n'en est pas de même pour les gencives, qui éprouvent quelquefois de bons, et quelquefois de mauvais effets de l'usage fréquent de la pipe ou du cigarre.

Telle personne a le sang congestionné dans les mâchoires, qui fume et s'en trouve bien. Telle autre avait primitivement la bouche saine, et qui l'a constamment enflammée, depuis qu'elle a pris l'habitude de fumer. Cela dépend essentiellement de la constitution du sujet : celui, en effet, qui est d'un tempérament phlegmatique, pituiteux, dont les gencives sont pâles par suite d'atonie, celui-là pourra éprouver de bons effets de la pipe, si d'ailleurs il n'en pousse pas l'usage jusqu'à l'abus, tandis qu'un homme pléthorique sanguin, qui a la figure ordinairement très animée, éprouvera des effets tout contraires de l'emploi du même moyen, parce qu'ayant la bouche ordinairement un peu irritée, et injectée de sang, la fumée de la pipe augmentera cet état. Disons cependant pour être juste, que cette habitude a bien rarement donné lieu à des accidents locaux un peu graves, et que, si elle est interdite à certaines personnes, c'est ordinairement pour d'autres causes.

Il est des conseils utiles à donner aux fumeurs : D'abord, nous pensons que l'usage de la pipe ne devrait jamais résulter que de la nécessité, et l'on ne conçoit vraiment pas comment on peut sans y être forcé, faire d'abord un besoin, et plus tard une passion, de ce qui ne doit être considéré que comme un médicament, ou tout au plus comme un agent hygiénique.

L'habitude de la pipe comporte tant d'inconvénients, et est si difficilement en rapport avec la propreté, qu'elle devrait trouver peu d'amateurs, d'ailleurs à combien d'indispositions et de malaises s'exposent les personnes qui commencent à s'en servir; pourtant les cafés, promenades prouvent par le nombre de fumeurs qui s'y réunissent, qu'on s'effraie peu de cet inconvénient, tant il est vrai que la mode, cette capricieuse souveraine des esprits faibles, exerce un pouvoir tyrannique sur le monde, et l'asservit à un joug ridicule, mais d'une puissance infinie.

A certaines époques, la pipe fut défendue par des lois très sévères, ou grévée de lourds impôts, et ce ne fut qu'en secret qu'on put se la permettre, mais on n'en fuma pas moins; on cachait les pipes qui se vendaient très cher, aussi, lors des fouilles qui furent faites il y a quelques années pour l'ouverture de la rue du Pont Louis-Philippe, à Paris, en trouva-t-on sous les fondations d'une maison de la rue Grenier sur l'eau, un dépôt que la prohibition y avait fait enfouir.

Il n'y a qu'une manière d'expliquer comment l'usage du tabac a fait rapidement le tour du monde, c'est le besoin d'éprouver une sensation nouvelle, et tout homme qui introduira dans la société une habitude basée sur le même principe, pourra toujours compter sur un immense succès.

Nous avons dit plus haut que la pipe aurait dû rester dans le domaine de la médecine, ou de l'hygiène, parce qu'en effet, il est des circonstances où elle est nécessaire à la conservation de la santé; chez les marins et les prisonniers, elle remplace tous les antiscorbutiques, et c'est d'ailleurs un puissant *sialagogue* (c'est-à-dire un remède qui fait saliver.)

La fumée qui se rend dans la bouche par suite de la combustion du tabac, contient une huile corrosive il est vrai, mais beaucoup moins que ne le pensent certains auteurs. Si elle l'était autant qu'on le dit, elle attaquerait nécessairement l'émail et le tissu des dents, cependant il est bien prouvé que son action est à peu près nulle sur ces organes. Il n'en est pas de même sur l'épiderme qu'elle affecte facilement. Au surplus, cette huile n'arrive qu'en petite quantité à la bouche du fumeur, attendu qu'elle reste comme résidu, soit au fond de la charge de tabac, soit dans certains réservoirs qu'on adapte aux pipes d'écume ou autres, ou qu'elle pénètre, à l'aide de la chaleur, dans le corps des pipes de terre. Ce qui irrite la bouche est un principe volatil, âcre, contenu aussi dans la fumée; ce principe, analysé par les chimistes a paru contenir des acides, des sels caustiques, et diverses substances minérales.

Quoiqu'en disent quelques dentistes, la pipe exerce peu d'influence sur le tissu des dents, et si l'on voit celles de certains fumeurs se carier, il faut en chercher la cause dans l'influence délétère de cette habitude, sur la constitution des sujets dont la poitrine devient faible, et qui, par suite de l'usage immodéré qu'ils font du tabac, tombent dans la phthisie et perdent leurs dents.

Lorsqu'on a pris, à tort ou à raison, l'habitude de fumer, on doit choisir de préférence la pipe au cigare, et se servir de celles à tuyaux longs armés d'un réservoir; celles de terre ou d'écume sont préférables aux autres, attendu qu'elles absorbent une plus grande quantité d'huile. Nous conseillons un tuyau long, parce que plus la fumée a de chemin à faire, plus la température s'abaisse, et l'intensité de l'action chimique en est d'autant atténuée. M. Taveau conseille le cigare, on ne comprend pas pourquoi, car si l'action de l'huile corrosive est nuisible, cette action s'exerce plus activement avec ce dernier moyen, attendu qu'aucun appareil n'absorbe, ni ne reçoit cette huile, qui doit pénétrer en partie dans la bouche, le surplus étant absorbé par la combustion. Nous insistons pour qu'on n'use que peu du cigare, qui donne d'ailleurs une fumée plus riche et plus forte que celle de la pipe, attendu que la combustion du tabac s'opère plus rapidement.

Les fumeurs, chaque fois qu'ils quittent la pipe, doivent se rincer la bouche avec de l'eau tiède, et passer la brosse sur leurs dents: ils doivent en curer les interstices avec un cure-de plume, et jamais de métal.

Comme le tabac laisse une odeur désagréable, ils devront mâcher une ou deux pastilles de cachou, ou chlorurées, qu'on trouve préparées chez tous les pharmaciens.

Eufin, comme le tabac colore les dents en brun, et que cette coloration peut empêcher de voir les premiers points d'une carie commençante, on devra visiter un peu plus souvent le dentiste.

Un instant, on a vu quelques dames, que dis-je, quelques lionnes, se livrer au plaisir du cigare, et cela pour se donner je ne sais quel air masculin qui n'ajoutait rien à leurs charmes ; mais cette coutume flamande n'a pu prendre racine dans un pays où l'on sait si bien apprécier la grâce et la beauté des femmes, dont la figure douce, expressive, et le regard si puissant ne pourraient rien gagner par l'addition à leur bouche gracieuse de ce petit appareil chimique. Aussi, bonne et prompte justice en a-t-elle été faite; je me demande ce qu'une dame du monde penserait aujourd'hui d'une amie dont l'haleine et les élégants atours exhaleraient une odeur de tabac, même du meilleur!!! et dont les dents, originairement blanches, auraient pris une teinte brune ou grise ? Mais n'insistons pas, il n'y a plus au monde, j'en suis certain, une seule dame bien élevée qui veuille fumer, ou au moins qui ose s'en vanter.

Les petits soins, et cette petite coquetterie qui doublent les charmes des jeunes personnes, ne doivent pas être négligés lorsqu'elles sont femmes et mères; elles doivent au contraire s'en occuper davantage. Il en est malheureusement, qui, parce qu'elles sont obligées de se livrer aux soins, et à la surveillance de leur intérieur, oublient de soigner leur personne, et perdent ainsi une partie des brillants avantages dont la nature s'était plue à les enrichir. Quel malheur pour une femme de perdre une ou deux dents, surtout si elles font partie de celles placées antérieurement, cet accident la vieillit de dix ans. Si elle a peu d'embonpoint, et qu'elle soit dans la nécessité de se faire extraire une dent molaire, la joue correspondante se déprimera, et la régularité de l'ovale de la face sera détruite.

C'est surtout après trente ans que les femmes doivent surveiller l'état de leur bouche, car à cette époque il s'opère dans leur santé des changements qui influent d'une manière notable sur cet organe, surtout lorsqu'elles ont eu plusieurs enfants, et que leurs couches n'ont pas été heureuses.

Les dents doivent être visitées souvent et avec soin; si un commencement de carie est apparent, il faut, sans retard, faire limer la dent. S'il est déjà trop tard, on la plombera avec le mastic minéral, dont on trouvera la formule à la fin de cet ouvrage.

Le dentiste devra être également consulté, si les dents s'ébranlent, attendu que c'est une maladie très difficile à guérir à l'époque du retour d'âge, et qui demande des soins assidus.

Une mère de famille recommande souvent à sa fille de ne pas se vêtir trop légèrement, relativement à la saison; de ne pas mettre les mains dans l'eau froide à certaine époque du mois; de ne pas se laver les pieds dans l'eau froide, même lorsque la température est très chaude.

Si toutes ces recommandations sont utiles à faire aux jeunes personnes, elles le sont bien plus encore aux mères elles-mêmes. La possibilité d'une grossesse leur impose plus de prudence, de ménagement, et des soins nouveaux.

Au moment où les premiers indices de cet état se manifestent, il y a souvent doute. Une femme, sujette à des indispositions, et dont les époque ne sont pas bien réglées, ou qui, à ces époques, voit le sang remplacé par certaines sécrétions anormales, devient-elle enceinte, pendant les premières semaines, et même le premier mois, elle se dit : c'est un retard; et alors on emploie, mais inutilement, divers moyens pour rendre au corps ses habitudes mensuelles. On pousse même la témérité jusqu'à se poser des sangsues; tout cela, bien entendu, sans consulter son médecin. Il en résulte une perturbation dangereuse dans toutes les fonctions. On acquiert bientôt la certitude de la grossesse, mais comme on a contrarié la nature, en cherchant à entraver la marche du phénomène de la gestation, il en résulte un état maladif, dont les suites peuvent devenir funestes, mais qui exerce toujours de cruels ravages dans la bouche. Les dents se carient, s'ébranlent, des névralgies intolérables surviennnent dans les mâchoires, et ne cédent le plus souvent qu'à la suite de l'extraction d'une dent. Les gencives deviennent molles, s'affaissent; toute la membrane muqueuse de la bouche s'irrite, enfin cet organe est dans une espèce de caducité anticipée. Viennent après, les suites de couches, qui sont dans certains cas plus terribles encore, car se sont de véritables maladies chroniques, résultant d'un défaut d'équilibre dans toutes les fonctions; elles mettent l'esprit du médecin à la torture, et rendent impuissantes toutes les théories médicales.

Qu'on ne croie pas que j'exagère la gravité de tous ces maux; il est malheureusement trop vrai que les choses se passent comme je le dis, et que cela arrive fréquemment.

Je ne saurais donc trop recommander aux femmes d'être prudentes en cette circonstance, et de se résigner à devenir mères, plutôt que de s'exposer à des affections terribles qui peuvent mettre leur existence dans le plus grand péril, et leur faire souffrir des douleurs inouies.

Il est d'autres causes qui nuisent aussi à l'heureux développement de la grossesse. D'abord, certains travaux, qui exigent une position gènante, comme la broderie au métier; une marche continuelle, ou l'obligation de rester debout trop longtemps. Les émotions vives exercent aussi une influence fâcheuse sur cet état, aussi doit-on éviter autant que possible, le chagrin, la peur, la colère. On doit s'abstenir, lorsqu'on arrive au cinquième ou sixième mois, d'assister à la représentation de drames lugubres et sanglans; on doit aussi s'abstenir de danser, et mieux encore d'aller au bal; enfin on devra rechercher une position calme et tranquille, s'entourer des objets de son affection, et ajourner, si l'on peut, tout ce qui serait une cause de tourment ou d'inquiétude.

Le régime sera celui qu'on suit ordinairement, à la condition qu'il ne s'éloigne pas trop des bornes de la sobriété.

Les femmes enceintes doivent habiter un

lieu dont la température ne soit pas basse et humide; elles doivent éviter de mettre les mains dans l'eau froide, surtout en hiver, et être vêtues de façon à ne jamais s'exposer à s'enrhumer, ni à souffrir *des courans d'air.*

Ces dernières prescriptions s'adressent également aux hommes et aux enfants ; elles sont la base d'une hygiène bien entendue, et préviennent une infinité de maladies en général et de maux de dents en particulier.

Nous avons maintenant à nous occuper de l'âge où n'étant plus jeune, on n'est pas encore vieux, mais où les soins de la bouche deviennent de plus en plus urgents.

De 40 à 55 ans, les cheveux blanchissent et tombent; cette condition est très défavorable aux dents qui s'ébranlent, mais pour ne plus se consolider. La carie fait des progrès rapides, aussi court-on bien vite chez le dentiste et l'artiste en cheveux, afin qu'ils aient à cacher au plus vite les traces des injures et des ravages dont on rend le temps seul responsable, lorsqu'on devrait en accuser les passions, quelquefois aussi les abus, enfin toutes les vicissitudes auxquelles on est exposé dans les grande villes.

Sous l'influence de ces causes la, santé devient fragile, on est sujet à une infinité d'indispositions qui altèrent la régularité des traits. C'est alors que les femmes qui veulent encore paraître jolies, mettent en œuvre tout l'arsenal du parfumeur : les pommades, les cosmétiques, les eaux, toutes ces merveilles enfin dont les propriétés sont étalées sur la quatrième page de tous les journaux, mais qui sont en réalité plus nuisibles qu'utiles. En effet, ces remèdes si vantés pour faire disparaître les tâches et les rougeurs de la peau, qui ont toujours une cause organique, les font rentrer, et en opèrent la répercussion sur un viscère, chose très dangereuse, qui a des conséquences analogues à celles qui résultent d'une variole ou d'une rougeole rentrée. Mieux vaut cent fois dans ce cas se résigner au désagrément d'avoir un teint irrégulier.

Les personnes qui ont la peau brune, ont

recours à des eaux qui ont une action corrosive, et déterminent des dartres très souvent incurables. Il en est de même de l'emploi des *fards*, des vinaigres colorants, des eaux pour effacer les rides, etc., qui ne peuvent exercer leur action sur la peau, qu'à la condition de l'irriter.

A tous ces inconvénients, il faut ajouter celui de nuire à la santé de la bouche, attendu que toutes les maladies qu'on a développées à la face, ne tardent pas à s'étendre sur la membrane muqueuse de la bouche, sur les lèvres, les gencives, et à affecter les dents.

La meilleure chose qu'on puisse faire pour se débarrasser des maladies de peau qui étendent leurs ravages sur la figure, ou la région environnante, c'est d'avoir recours *à son médecin*.

Tous les préceptes que je présente ici n'ont pas le mérite d'être nouveaux, mais si l'on me reprochait de répéter des choses dites déjà bien des fois, je répondrais que les bons conseils doivent être sans cesse renouvelés, attendu que c'est ce qu'on oublie le plus vite, et que, d'ailleurs, ils s'adressent principale ment à ceux qui ignorent, et le nombre en est grand.

Lorsqu'arrive l'âge de la vieillesse, et qu'on a perdu avec l'énergie des organes de locomotion et de nutrition, une partie de ses dents, on comprend combien il importe de conserver celles qui restent, qu'elles soient, d'ailleurs, bonnes ou mauvaises. Si, par négligence ou par une coquetterie mal raisonnée, on a contribué au délabrement de sa santé en général, et de sa bouche en particulier; si, par suite d'excès dans les plaisirs de la vie mondaine, on est obligé de se résigner à un régime de privation qui fait une cruelle compensation aux jouissances achetées dans un âge moins avancé aux dépens de la constitution (1), on sent combien il est utile de faire comprendre aussi toute

(1) L'abus des plaisirs vénériens et les maladies cruelles qui résultent d'un rapprochement impur ont une action funeste sur les dents, qui se détériorent de bonne heure.

l'importance de cette vérité aux personnes jeunes et habituées à ne pas s'inquiéter de l'avenir.

Tant qu'on a la vigueur de la jeunesse, on brave les maladies qui ne mettent pas la vie en danger. A-t-on une hernie, on néglige de mettre assiduement un bandage. Éprouve-t-on une douleur de dent un peu violente, vite on court chez le dentiste, on le prie d'extraire la dent malade, afin de ne pas s'assujétir à des soins. Si l'on est très échauffé, on ne craint pas de prendre des boissons ou des liqueurs irritantes. Est-on affecté d'un commencement de gastrite, on fait usage d'eau de seltz artificielle afin de faciliter la digestion (1). Tout cela semble ne pas nuire à la santé, mais, en réalité, le corps en souffre beaucoup, et il marche à grands pas vers une vieillesse anticipée, contre laquelle tout agent thérapeutique est impuissant. De là résultent, en définitive, les catarrhes,

(1) Cette boisson ne fait digérer qu'en surexcitant l'estomac, ce qui aggrave la gastrite, qu'on doit traiter d'une manière toute contraire.

les asthmes, les rhumatismes, l'extinction des fonctions sexuelles, la chute des cheveux et des dents, les tremblements des membres, et tout ce qui caractérise la décrépitude.

Enfin, lorsqu'on en éprouve les tristes effets, on est réduit à prendre les soins nécessaires à la conservation de ce qui reste de santé.

Ces soins consistent dans un régime fortifiant, mais très peu échauffant. Le calme, le repos et un peu d'exercice, sans le pousser jusqu'à la fatigue, doivent former la base de l'hygiène des vieillards. Les travaux d'esprit sont nuisibles, surtout si on s'y livre avec assiduité.

Les hommes de cabinet qui travaillent beaucoup, avant même d'arriver à un âge avancé, ont le malheur de voir leurs dents s'ébranler, se carier et tomber ; leur estomac subit une grande détérioration, aussi digèrent-ils fort mal ; ils sont sujets à des indigestions et à beaucoup d'autres maux.

Le dentiste seul est compétent pour arrêter les progrès des désordres produits dans la bouche par de semblables causes, car il faut avoir recours, selon le cas, à la ligature des dents les plus ébranlées, ou à la section des couronnes de celles dont il est nécessaire de conserver les racines pour la mastication, ou pour maintenir les autres. Si, les dents molaires étant tombées, la machoire ne peut supporter sans douleur les efforts nécessaires pour le broiement des aliments, il faut se faire poser des dents artificielles, et même un ratelier complet, ce qui a l'avantage d'aider à l'articulation de la parole et de rendre la régularité aux traits.

Les vieillards ne doivent pas user d'eaux spiritueuses ou d'élixirs toniques pour la toilette de leur bouche. La plupart de ces préparations tant prônées par le charlatanisme déterminent des inflammations qui augmentent la sensibilité de la muqueuse, sensibilité ordinairement assez développée chez les personnes d'un âge avancé, et qui nuit aux fonctions des mâchoires, puisqu'elles sont destinées à faire l'office des dents. Il est donc au contraire à désirer de voir la membrane buccale se raffermir, et devenir moins sensible, afin que les aliments reçoivent une préparation aussi complète que possible avant d'être ingérés dans l'estomac.

Heureux ceux qui, nés avec une bonne organisation, sont devenus forts et robustes ; s'ils n'ont fait aucun abus grave pendant leur jeunesse, ils arriveront au terme de leur carrière sans avoir ressenti tous les maux que nous avons signalés, et qui sont si fréquents au milieu des grands centres de population. Malheureusement, il est peu de personnes de notre siècle qui aient ce beau privilége, car, élevées au milieu des émotions vives et multipliées qui sont la suite de grands événements politiques et sociaux, elles se sont trouvées dans des conditions peu favorables pour l'observation d'une bonne hygiène.

Les progrès de la civilisation, qui ont amené la réforme de beaucoup de coutumes nuisibles à la santé publique, principalement en ce qui concerne l'alimentation, en ont introduit d'autres qui n'ont pas toujours été réglées d'après nos besoins. Ainsi la mode a amené chez nous l'usage aujourd'hui généralement répandu de prendre du thé.

Cette boisson irritante, qui peut être fort utile sous d'autres climats, aurait dû rester chez nous une infusion à l'usage de la médecine, car, si c'est un bon moyen de favoriser la digestion des viandes noires *incuites*, comme le rosbeef, le befteack, qui font le base de la nourriture des Anglais, nous qui sommes, sous ce rapport, comme sous beaucoup d'autres encore, passablement français, nous éprouvons beaucoup moins le besoin d'en faire usage.

Cependant, on ne saurait se dissimuler la tendance qu'il y a dans notre pays à prendre des habitudes de plus en plus anglaises; ainsi, nous en sommes déjà au potage à la tortue, aliment détestable, et qui, par la manière dont on l'assaisonne, a des propriétés funestes à la santé.

Le plumpuding, cette pâte indigeste et peu agréable au goût, a fait aussi invasion sur la terre de France depuis longtemps.

Mais nous pouvons nous consoler un peu

de ces inconvénients, en pensant que la mode change souvent dans notre pays.

Si je critique l'importation des usages anglais, c'est seulement parce que ces goûts et ces habitudes, qui peuvent fort bien s'accommoder avec le ciel de la Grande-Bretagne, ordinairement humide, chargé de vapeurs insalubres, me paraissent peu en harmonie avec notre climat et nos mœurs.

L'Angleterre ne produit pas de vin, cette liqueur vivifiante et nutritive ; aussi a-t-il fallu y suppléer par une boisson composée. Les légumes y sont rares et de chétive qualité, aussi mange-t-on presque exclusivement des pommes de terre.

Ici, au contraire, le vin est une partie importante de l'alimentation, et il est bien prouvé aujourd'hui qu'on mange moins en buvant du vin qu'en buvant de l'eau ou de la bière.

Notre cuisine n'est cependant pas exempte de critique, car la grande variété des mets et la complication des assaisonnements sont de mauvaises conditions pour entretenir la santé

Voyez quel luxe de préparation est étalé dans nos cartes de restaurants : la même viande y est offerte sous trente formes différentes, et toutes plus indigestes, plus épicées et plus échauffantes les unes que les autres, afin d'aiguiser l'appétit, et satisfaire à tous les caprices qui ont pour résultat la dépravation du goût.

Ce que je dis pourra paraître peu conforme à la vérité; mais que l'on consulte certains manuels de cuisine, même parmi ceux qui sont les plus estimés, et l'on verra qu'à la suite de la description de la manière de préparer chaque mets, on a placé la mention suivante : « Difficile à digérer ; » ou bien, « malsain, » ou « facile à digérer etc. » Enfin, on vous donne une infinité de formules que l'on vous conseille d'exécuter, pour vous conformer à la mode du jour, mais on vous prévient charitablement que cela vous sera nuisible.

Et dans tout ce que j'ai dit, je n'ai pas parlé de cette spécialité culinaire, connue sous le nom de *charcuterie*. Ceci, c'est l'empoisonnement à l'usage du pauvre. Viande scrofuleuse, épices, sel, haut-goûts, il y a tout ce qu'il faut pour rendre la chose détestable, et c'est pourtant la grande ressource des ouvriers qui, à la fin de leur journée, se restaurent avec une tranche de charcuterie qui, outre les mauvaises conditions que nous venons d'énumérer, présente souvent encore celle de n'être pas fraîche!..... ô misère!

Puisque nous nous occupons de ce qui est nuisible à la santé du pauvre, nous croyons remplir un devoir en signalant à l'indignation publique le commerce horrible des liqueurs en détail vendues sur le comptoir aux consommateurs de la classe la plus abjecte. Comment ne pas gémir, quand on a la certitude que c'est du poison; oui, du poison véritable et très actif qu'on débite à ces malheureuses créatures à demi-vêtues, qui donnent en échange le sou gagné à grand'peine dans une ignoble profession, ou arraché à la pitié des passants, mais toujours prélevé sur un triste repas pris au milieu de la voie publique, et composé le plus souvent de charcuterie de *qualité inférieure*. Espérons que la sollicitude de l'autorité avisera aux moyens de réformer les abus qui se rattachent à la vente de ces liqueurs malfaisantes. Ce sera un grand service rendu à la société.

Je termine ici ce petit traité d'hygiène qui pourra paraître incomplet aux personnes qui désirent avoir des notions étendues sur tout ce qui intéresse la santé ; mais j'ai dû m'occuper spécialement de ce qui pouvait se rattacher directement ou indirectement à ma spécialité, et cela au point de vue des gens du monde. Je crois qu'il contient assez de choses utiles à savoir pour qu'il puisse intéresser le lecteur.

Dans cette première partie, j'ai présenté tout ce qui a rapport aux soins de la bouche dans l'ÉTAT NORMAL ; la seconde va traiter de toutes les affections de la bouche et des moyens de les soigner autant que possible soi-même, et de bien comprendre les soins qui sont administrés par le dentiste ou le médecin.

Réduire la science du dentiste à des principes simples, mais positifs, mettre chacun à même de comprendre l'importance des opérations ou de la médication que nécessite la maladie, enfin, éviter l'exploitation du charlatanisme, c'est ce que je me propose d'enseigner au lecteur.

DEUXIÈME PARTIE.

DES MALADIES DE LA BOUCHE.

Il y a deux manières de traiter les maux qui nous affligent. La première consiste à étudier la nature des accidents qui apparaissent, et à les combattre par des moyens qui agissent directement sur la région souffrante; c'est la médecine empirique, celle qui a été pratiquée pendant de longues années, et qui est encore suivie aujourd'hui par bon nombre de dentistes, qui croient que leur mission se borne à soigner la bouche exclusivement.

Il est facile de comprendre combien une telle manière de voir est fausse et dangereuse; en effet, si, lorsque le feu a long-temps miné votre maison, vous vous occupiez à l'éteindre seulement là où il est apparent, vous auriez continuellement à craindre de le voir reparaître, et c'est ce qui arriverait probablement, car il est souvent plus ardent dans les lieux où vous ne pouvez pénétrer, que là où brille la flamme.

Il en est de même en médecine, car les maux les plus dangereux sont certainement ceux qui affectent les organes profonds, les viscères enfin, et ceux-là, *on ne les voit pas avec les yeux.*

L'autre médecine exige une connaissance approfondie de la structure du corps humain, des fonctions de chacun de ses organes, de la manière dont ils se comportent les uns à l'égard des autres ; elle exige aussi qu'on sache sous quelles lois vitales ils sont placés, et de quelle manière ils sont susceptibles de se modifier dans les mille affections morbides qui peuvent les attaquer : c'est la médecine méthodique, savante, celle enfin qui est enseignée dans nos Facultés.

Deux choses sont essentielles à connaître pour traiter une maladie : *les causes et les effets.* Les premières ne sont pas toujours bien appréciables, car elles peuvent se rattacher à une infinité de circonstances qui échappent à toutes les investigations. Elles peuvent être congéniales ; et alors, si l'on n'est pas à même d'examiner et de questionner les parents du malade, les causes peuvent rester plus ou moins ignorées.

Elles peuvent résulter aussi d'accidents ou de fait qui aient échappé à l'attention de la personne que l'on soigne, à cause de leur peu de gravité dès le principe de la maladie.

Il faut donc se livrer à des recherches approfondies et à des observations nombreuses pour y suppléer, et s'aider des leçons des hommes célèbres qui ont enrichi la médecine de leurs ouvrages.

Cela est reconnu aujourd'hui par tout le monde, excepté pourtant quelques innovateurs qui, sous le nom d'*homœopathes*, ont prétendu régénérer la médecine, en supprimant tous les principes admis pour les remplacer par un empirisme absolu et fort peu rassurant.

Il est donc nécessaire à celui qui veut exercer l'art de guérir, d'étudier beaucoup et d'avoir des connaissances étendues en chimie, en physique, et dans toutes les autres sciences naturelles, car les effets qui se produisent dans une affection quelconque sont multiples; ils sont d'abord physiologiques, c'est-à-dire qu'ils produisent des phénomènes vitaux qui changent les habitudes et modifient les fonctions ; ils sont physiques, parce qu'ils modifient les lois qui régissent les forces ; et ils sont chimiques, lorsqu'ils altèrent les éléments qui composent les organes.

Hippocrate a dit qu'on ne peut avoir une partie du corps malade sans que toutes les autres en soient affectées ; il n'est donc pas étonnant que les effets se produisent d'une manière apparente dans une région, et que le siége de la maladie soit placé dans une autre. On peut avoir une inflammation des intestins très intense et n'accuser qu'un *mal de tête*. La variole, qui sévit avec tant de violence en affectant la peau, est toujours sympathique (1) d'une inflammation gastrique. Il en est de même de l'érysipèle.

De tout ce qui précède, on peut juger ce

(1) Sympathie signifie, en médecine, un rapport entre les actions de deux ou plusieurs organes éloignés dont les affections peuvent se transmettre de l'un à l'autre.

que la médecine empirique a de défectueux, et combien il importe à celui qui soigne la bouche de s'occuper des autres parties du corps ; car une affection de la membrane muqueuse buccale peut provenir d'une maladie organique, et dans le cas où le dentiste ne posséderait pas les connaissances nécessaires pour en acquérir la certitude, et où il se bornerait à prescrire une médication locale, ses soins seraient impuissants et même dangereux, puisqu'ils n'auraient aucune action sur la maladie, qui s'aggraverait certainement. Persuadé de cette vérité, j'ai cru devoir décrire dans ce petit ouvrage les principaux caractères de toutes les maladies qui ont une influence directe ou indirecte sur la santé de la bouche, afin de faciliter autant que possible aux pères et mères de famille et aux gens du monde les moyens d'acquérir des connaissances qui leur sont journellement utiles.

Il est des notions anatomiques et médicales que tout le monde devrait posséder, c'est ce qui m'a engagé à faire des cours qui ont toujours été suivis avec empressement par des personnes de toutes les conditions, et j'ai la conscience d'avoir, en cette circonstance, rendu des services réels à la société. En effet, celui qui sait un peu d'anatomie et de physiologie, évitera tous les accidents auxquels on s'expose en levant un fardeau, en sautant un fossé, en soignant une légère indisposition avec des remèdes de *bonnes femmes*, plus ou moins nuisibles, car on saura ce que c'est qu'une inflammation, et lorsqu'on sera enrhumé, on ne prendra pas pour tisane un bol de vin chaud, comme cela se voit quelquefois. Une indisposition survenue après le repas, et qu'on prend souvent pour une indigestion, ne sera pas traitée par certains vomitifs qui peuvent tuer le malade en moins de vingt-quatre heures. En définitive, on raisonnera, et la santé devra y gagner beaucoup.

Les maladies de la bouche dont nous allons nous occuper, sont de deux natures. Les unes ont leur siége dans la bouche même, et limitent leur action à la région de cet organe. D'autres, au contraire, affectent des viscères ou d'autres parties plus ou moins essentielles à la vie, et étendent leurs ravages jusque dans la bouche; en conséquence, nous les diviserons en deux classes, afin d'en faciliter l'étude aux personnes qui désireront s'en occuper.

PREMIÈRE CLASSE.

Maladies qui affectent principalement la bouche.

Maladies qui accompagnent le développement de la première dentition ou qui surviennent à cette époque.

Parmi les hommes célèbres qui ont écrit sur la matière que nous traitons, plusieurs ont recherché les causes des maladies occasionnées par la sortie des dents de la première dentition, jusque dans les habitudes et les passions de la mère au moment où elle portait l'enfant dans son sein. Ces observations très scientifiques ont une valeur que nous sommes loin de contester ; mais, bien qu'elles aient été adressées aux médecins et aux personnes étrangères aux sciences médicales, nous pensons ne pas devoir les reproduire dans cet ouvrage qui est tout pratique. Nous nous bornerons à rappeler que les meilleures conditions pour l'heureux développement de l'enfant sont, en ce qui concerne la mère, un régime sain, des habitudes régulières, la tranquillité, et des passions modérées.

Le premier accident qui se manifeste à l'époque de la première dentition est une douleur vive dans les mâchoires. Lorsque l'enfant l'éprouve, il devient irritable ; une agitation continuelle le tourmente, même pendant le sommeil qui dure peu. Dans les accès de sa douleur, il crie, se jette avec avidité sur le sein de la nourrice, le mord, le quitte, le reprend, puis crie de nouveau. La diarrhée survient, et l'affaiblissement du sujet est la suite inévitable de l'inflammation qui se développe dans les intestins et l'estomac ; la mauvaise digestion du lait et les vomissements en sont les conséquences.

Lorsque tout cela arrive, la nourrice doit observer un régime qui donne au lait les qualités nécessaires pour servir de médication en même temps que d'aliment. Elle doit, si elle est en état de santé, prendre des soupes grasses, manger des viandes rafraîchissantes, de préférence aux herbes et aux légumes, qui peuvent augmenter l'aptitude du lait à s'aigrir; des boissons délayantes et adoucissantes lui sont prescrites, afin que le lait soit également rafraîchissant.

Comme les cris de l'enfant, souvent réitérés la nuit, privent la nourrice du repos qui lui est nécessaire, et qu'il résulte de l'inquiétude à laquelle elle est en proie que son lait s'échauffe par suite des fatigues cousées par l'insomnie, il importe que, dans cette circonstance, elle soit aidée par une seconde personne dans l'accomplissement de ses pénibles fonctions. Il faut qu'elle donne moins souvent que d'habitude le sein à l'enfant malade, car il y aurait dans le cas contraire inconvénient pour tous les deux.

Bientôt les gencives s'épaississent, se tuméfient, mais la sortie des dents fait cesser tous les accidents.

S'ils étaient plus graves, la présence du médecin serait indispensable, car il pourrait y avoir lieu d'ordonner des lavements, l'apposition d'une ou deux sangsues, quelques potions calmantes, etc., et lui seul serait compétent pour en apprécier l'opportunité.

La constipation arrive quelquefois par suite d'échauffement, et dans cette circonstance, les nourrices ont l'habitude d'introduire dans l'anus des enfants des petites chevilles de savon; ce remède n'est pas sans inconvénient. Il vaut mieux avoir recours à des agents émollients. Voici une formule recommandée par Baumes, et qui est souvent d'un heureux effet.

Marmelade de tronchin.

Prenez :

Manne en larmes, bien pilée.	**4 parties.**
Sirop de violette.	**4**
Casse cuite.	**2**
Huile d'amandes douces.	**4**
Eau de fleurs d'oranger.	**1/2**

On en donne une demi-cuillerée à café, trois ou quatre fois dans le cours de vingt-quatre heures.

La salivation accompagne ordinairement la sortie des premières dents. Elle n'offre aucun danger, à moins qu'elle ne prenne une grande intensité et qu'elle dure longtemps. Elle résulte alors d'une phlogose (1) ou d'un engorgement lymphatique. On doit recourir au médecin, car il faudra prescrire une évacuation sanguine ; et dans le second, cas des frictions aromatiques, ou appliquer un vésicatoire.

Les croûtes de lait constituent une maladie de la peau qu'on désigne en médecine sous le nom d'achores (2), et que M. le docteur Alibert a considérée comme une teigne muqueuse. Elle se développe au visage, dans le cuir chevelu, et attaque plus souvent les enfants qui tè-

(1) Inflammation.

(2) M. le docteur d'Huc ne confond pas les croûtes laiteuses avec les achores ; il les considère comme deux affections distinctes ; mais comme les caractères ne présentent pas des différences essentielles ; que celles qui existent sont peu appréciables *pour les gens du monde*, et que la médication est à peu près la même, nous les traiterons comme une seule et même affection.

tent que ceux qui sont sévrés ; c'est ordinairement à l'âge de six à huit mois qu'elle se déclare. Chez quelques uns cependant, elle se manifeste plus tard et persiste au delà du développement de la première dentition.

Cette maladie se rencontre quelquefois chez les adultes, et MM. Strack (ou Stark) et Baumes en citent plusieurs cas. Néanmoins, on doit considérer cette affection sur laquelle influe le travail des dents, d'une manière directe ou indirecte comme propre à l'enfance. Cette croûte laiteuse recouvre la peau et suinte de la sérosité par des boutons qui s'y développent et crèvent.

Les parties les plus affectées sont le front et les joues. Un bouton, ou pustule, qui se crève, répand une eau rousse, glutineuse, tenace, qui s'épaissit aussitôt et s'attache à la peau qu'elle irrite ; c'est ainsi que cette affection s'étend ; aussi quelquefois gagne-t-elle le tour des oreilles et le menton, au point de former un masque presque complet. Il arrive aussi, mais cela est plus rare, que les croûtes laiteuses se portent aux épaules, sur la poitrine, le long des bras, des cuisses, sur les fesses, et même le long du dos.

Cette maladie, selon Strack, est transmise à l'enfant par la nourrice, lorsque celle-ci en a été affectée. Des enfants, dit-il, nés de parents sains qui n'en avaient jamais été atteints, en ont reçu les principes des étrangères auxquelles ils ont été confiés.

Certaines personnes pensent que les croûtes laiteuses n'ont rien de dangereux, et qu'après leur guérison les enfants se portent mieux qu'antérieurement. Il semble, en effet quelquefois, qu'à la suite de cette maladie, la santé redevient plus florissante, mais cela n'est pas toujours aussi réel qu'apparent, et les enfants lymphatiques en conservent longtemps des traces. Quelques auteurs disent qu'elle a été souvent funeste en infectant la lymphe. Cependant, j'ai été chargé par mes confrères, pendant plusieurs années, de pratiquer un grand nombre de vaccinations à des enfants indigents du 9e arrondissement de Paris, beaucoup en étaient affectés, et j'ai acquis la certitude que, dans le plus grand nombre des cas, les croûtes laiteuses se guérissent par les seuls efforts de la nature, et presque toujours quelque temps après le sévrage des enfants.

La guérison est ordinairement assez longue, car, d'après ce qui vient d'être dit, la maladie se déclare à six ou huit mois, et dure jusqu'à l'époque où l'enfant quitte le sein, c'est-à-dire à l'âge d'un an, et même plus tard, selon le développement de la dentition.

La fin de cette maladie est ordinairement annoncée par le symptôme suivant : l'urine a une très forte odeur ammoniacale, c'est-à-dire, semblable à celle du chat. Plus tôt cette odeur arrive, plus la guérison est prompte.

Voici le remède que recommandent Strack et Baumes, comme très efficace : On fait cuire, dans du lait de vache, une poignée de feuilles récentes de *jacea tricolor*, qu'on a préalablement coupées en morceaux. On donne ce lait à l'enfant matin et soir ; on peut aussi faire sécher ces feuilles et les réduire en poudre. On met infuser pendant deux heures un demi-gros de cette poudre dans du lait de vache; on en fait une décoction que l'on passe au tamis; on donne la dose en un jour, et l'on continue environ une huitaine.

Pendant ce traitement, on n'administre aucun purgatif, à moins que les premières voies ne soient mal disposées. Cette précaution est recommandée par les mêmes auteurs. Disons cependant, pour être vrai, que peu de personnes usent du jacea, et que les enfants guérissent néanmoins; la nature seule provoque des évacuations qui équivalent presque à des purgations.

On peut reconnaître qu'une mère ou une nourrice est affectée du vice achoreux (croûtes laiteuses), si la peau deson visage est plus dépilée (c'est-à-dire dénuée de duvet) que d'ordinaire; si celle des joues en particulier est dénuée du duvet qui la recouvre ordinairement; si la face, en général, est beaucoup plus blanche que le reste du corps (1); si, par suite d'échauffement ou de tout autre cause, elle se colore en écarlate ou en rouge violacé, et d'une manière inégale, au lieu de prendre une couleur rose.

Tout ce qui vient d'être dit sur ces remarques se rapporte en général aux tempéraments scrofuleux ; mais le sujet peut être achoreux et lymphatique sans être affecté de scrofules. Dans ce cas, il est beaucoup plus difficile de savoir s'il est susceptible de transmettre au nourrisson l'infection achoreuse.

Nous pourrions nous étendre encore beaucoup sur les ravages que cause cette maladie, lorsque, restant cachée pendant longtemps, elle produit des accidents achoreux qui en provoquent d'autres; mais ce que nous dirions à ce sujet ne pouvant être apprécié que par le médecin, nous renvoyons les familles à son ministère, pour le cas où les enfants auraient une maladie douteuse.

(1) On se rappelle sans doute que nous avons dit, dans la première partie, qu'une bonne nourrice doit avoir la peau d'un blanc *normal*.

Il en est de même pour les accidents nerveux occasionnés par les douleurs vives, que cause la sortie des dents, et qui donnent lieu à une insomnie persistante, qui est une maladie réelle.

La fièvre de dentition se développe ordinairement au moment où plusieurs dents faisant effort pour sortir en même temps, enflamment les gencives et les tuméfient (leur causent du gonflement).

Le pouls de l'enfant qui perce ses premières dents, bat dans l'état normal, de 110 à 115 pulsations par minute; il devient plus actif dans cette maladie; cependant, il n'augmente pas toujours dans la proportion de l'intensité du mal, qu'on reconnaît mieux aux caractères suivants : la peau est sèche, chaude, aucune transpiration cutanée n'a lieu ; la respiration est accélérée, pénible, et l'apposition des mains sur la région de l'épigastre cause de la sensibilité et de l'oppression ; l'enfant est assoupi. La période en froid remplace bientôt celle en chaud que nous venons de décrire. Le sang se porte à la tête et à la région du cœur, et il en résulte un commencement de congestion. Au milieu d'un sommeil léthargique, le malade est en proie à des mouvements convulsifs, et à ce moment, la face prend une expression riante qui pourrait faire croire qu'il ne dort pas; cette dernière circonstance est toujours inquiétante.

La constipation a lieu ordinairement, à la suite de ces accidents, et les douleurs de ventre sont annoncées par la rigidité des parois de cette région, et aussi par des cris aigus. A cette constipation succèdent bientôt des selles liquides verdâtres, d'une odeur fétide, et qui semblent contenir des œufs *brouillés*. Les urines varient beaucoup : tantôt elles sont rares et limpides ; d'autres fois. elles sont abondantes, blanchâtres, chargées, et répandent une odeur forte.

Dans cette affection, la bouche est très enflammée, ce qui diminue beaucoup la sécrétion salivaire ; les gencives sont très irritées et douloureuses ; une soif ardente est la conséquence de cet état.

Le sommeil dont nous avons parlé, loin de donner du repos à l'enfant, le fatigue beaucoup, car il est incomplet et agité. La fièvre cause un abattement qui ôte au malade la force de téter et même de crier.

Les remèdes les plus efficaces contre cette affection sont : les bains, les lavements émollients, les frictions, les fomentations avec de la flanelle trempée dans une décoction émolliente. Les vapeurs d'eau légèrement chaude sont aussi d'un bon effet. On administre à l'intérieur, à petites doses, des potions calmantes et des loochs.

Si dès le début de la maladie, ces moyens n'avaient pas de succès. il faudrait recourir au médecin, car des saignées, des vésicatoires deviendraient nécessaires, et l'on devrait craindre des accidents qui s'aggraveraient par les conditions suivantes :

Si l'enfant à une grosse tête, il pourra être

sujet aux convulsions, et il y aura à craindre que la fièvre ne soit suivie d'une autre maladie aussi dangereuse, et peut-être plus encore.

Si des convulsions survenaient dans un moment où l'on ne pourrait se faire assister par un médecin, il faudrait avoir recours aux frictions sèches faites légèrement sur la poitrine et le ventre, et administrer une potion ou une émulsion d'amandes, dans laquelle on ferait entrer deux *grains* d'oxide de zinc, qu'on ferait prendre dans le cours de vingt-quatre heures par petites quantités. Baumes prescrit l'opium à petite dose; dans tous les cas, la position étant très grave, on aura recours, dans les localités où l'on serait éloigné d'un médecin, au pharmacien pour la préparation et l'emploi de ces remèdes; mais, nous le répétons, la présence d'un homme de l'art est urgente en cette circonstance.

Les aphtes tourmentent quelquefois les nourrissons pendant la fièvre, et cette affection est connue sous le nom de *Muguet*. Elle consiste en une éruption de petits boutons blanchâtres, ronds, superficiels, isolés, remplis d'une humeur glutineuse, faisant place à des ulcérations dont la surface est rouge ou grisâtre.

Les aphtes ont leur siége sur la membrane muqueuse de la bouche, et s'étendent à la paroi postérieure ; ils déterminent une sensation de brûlure, une difficulté plus ou moins grande d'avaler.

Cette maladie devient grave, lorsque l'éruption passe à l'état gangréneux, ou qu'elle se propage au conduit digestif ou aux organes de la respiration. Voici les différents traitements qui sont reconnus comme les plus efficaces : Baumes et Chaussier prescrivent de toucher les aphtes avec un pinceau trempé dans l'extrait de Saturne. Huttmann prescrit la même opération, mais il remplace l'extrait de Saturne par la préparation suivante : on met un demi-gros (1) de sulfate d'alun et de potasse dans 4 onces d'eau et de miel rosat.

(1) Je me sers à dessein des anciens poids, attendu que, dans beaucoup de petites communes, les pharmaciens ne sont

Selon M. d'Huc, le lait d'une bonne nourrice est le meilleur remède.

L'enfant qui a des aphtes les transmet quelquefois au mamelon du sein de la nourrice, et, dans ce cas, on emploie avec succès des lotions faites sur cette partie avec du borax en solution dans de l'eau tiède.

Dans les aphtes, comme dans toutes les autres maladies, il faut tenir compte de l'état dans lequel se trouvait le sujet, avant le développement des premiers accidents de l'affection qu'on traite, et savoir quel était son tempérament; enfin, il faut être fixé sur la nature de son état normal, attendu que les maladies se compliquent quelquefois d'accidents qu'on ne pourrait pas bien apprécier sans ces renseignements préalables; il est donc impossible d'indiquer d'avance d'une manière positive la médication qui devra convenir à chaque malade. Voilà pourquoi

pas encore très habitués au nouveau système, et qu'ils pourraient commettre des erreurs fâcheuses en comptant par grammes.

nous conseillons souvent aux familles de consulter le médecin, dont toutes les connaissances scientifiques suffisent à peine, dans certains cas, pour surmonter les difficultés.

Il est une maladie très grave qui se développe chez les jeunes enfants et qui met immédiatement leur vie en danger ; je veux parler *du croup*, dont les ravages sont aussi graves que rapides. La médecine échoue souvent quand le mal n'a pas été combattu énergiquement dès son apparition ; il est donc bien utile d'en connaître les symptômes principaux, afin qu'on puisse donner au malade les premiers soins dont devra peut-être dépendre le succès du traitement ultérieur, car, dans cette maladie, *le médecin n'arrive jamais assez tôt.*

Le croup ne se manifeste jamais sans être précédé d'une petite toux *grasse* pendant quelques heures au moins ; mais souvent cette toux est si légère que les personnes qui entourent le malade n'y font aucune attention. On ne s'en inquiète un peu que quand arrive la première quinte, que l'on considère comme le début de la maladie; mais, à cette période, elle fait ordinairement des progrès si rapides que le danger est déjà grand La voix devient sonore, d'une manière particulière; elle est sifflante, et produit dans le gosier un bruissement qui a du rapport avec le *gloussement de la poule*. L'enrouement survient entre les quintes, et une suffocation de plus en plus grande a lieu pendant la toux. La face est bouffie, pâle, excepté pendant les quintes et les paroxismes de fièvre. Les lèvres sont noires; le sujet est abattu, triste, engourdi; à cet état viennent quelquefois s'ajouter des vomissements. La maladie se déclare souvent pendant la nuit au milieu du sommeil, qui est subitement interrompu par la toux.

Lorsque les quintes sont suivies de vomissements, il en résulte un mieux momentané, par suite d'une plus grande liberté de la respiration; le malade devient plus gai, mais il serait dangereux de diminuer d'activité dans les soins qu'on lui donne, car le mal reprend après une intensité plus grande qu'avant.

Bientôt tous les symptômes s'aggravent; le pouls bat plus vite, la respiration est plus courte; l'assoupissement augmente; le bruit respiratoire est plus prononcé, et passe du gloussement à l'état de râle; la suffocation s'accroît; la toux devient plus rare, mais le pouls s'affaiblit; le malade fait des efforts et s'agite pour respirer; il porte sa tête en arrière, se lève sur son séant; le corps se couvre d'une sueur froide, et la mort survient au milieu d'angoisses extraordinaires; d'autres fois la vie s'éteint, et le malade finit en pâlissant, et immédiatement sa face se décompose.

Quelques heures peuvent suffire pour réaliser toute cette série de maux qui doivent se terminer d'une manière funeste, lorsque les premiers soins, la première médication n'ont pas combattu victorieusement les accès à leur début.

Le croup suit trois périodes distinctes, lorsqu'il ne se complique pas d'une autre maladie. La première est douteuse et peut être confondue avec plusieurs affections, notamment avec l'angine laryngée, le catharre suffocant, et l'asthme aigu.

L'asthme aigu se développe rapidement et rend la voix rauque; elle prend le timbre *de l'aboiement d'un chien.* Cette maladie se déclare ordinairement la nuit, mais elle n'est pas, comme le croup, précédée d'une toux sèche, puis suffocante.

L'angine laryngée commence ordinairement par un endolorissement du cou, dans la région antérieure et supérieure. La douleur est vive sous la pression. La toux, la parole, la déglutition sont aussi très douloureuses. La respiration est accompagnée de râle. La voix devient rauque; la toux est fréquente, et augménte quand le malade parle.

Le catharre suffocant fait aussi une invasion très rapide; il a ordinairement lieu la nuit et par accès. La respiration est très gênée; il y a suffocation. Le malade éprouve à l'épigastre une oppression et une douleur qui semblent résulter de la présence d'un corps lourd sur cette région.

Cette maladie fait des progrès très rapides, qui peuvent avoir promptement des résultats funestes.

Je donne la description succinte des premiers symptômes de ces diverses affections, afin qu'on puisse apprécier d'une manière plus positive à laquelle appartiendront ceux qui surviendraient, le cas échéant parce qu'elles exigent un traitement différent. Néanmoins, je crois devoir indiquer pour le cas de croup, la prescription suivante, qui n'aurait pas d'ailleurs d'effet nuisible, si, au début de la maladie, on s'était trompé.

On fera préparer par le pharmacien une potion dans laquelle il introduira du calomélas, en graduant la dose selon l'âge, c'est-à-dire, 1 à 2 grains jusqu'à quatre ans, et 2 à 4 grains de quatre à huit ans. On fera prendre cette potion par cuillerée à café tous les quarts d'heure.

Si cela n'opérait pas, on aurait recours à la potion ci-après, qui est employée à l'hôpital des enfants.

Infusion de polygala, 4 onces (125 gramm.)
Sirop d'ipécacuanha, 1 once (30 gramm.)
Oximel scillitique, 3 gros (12 gramm.)
Emétique, 1 grain (5 centigr.)

par cuillerée à café ou à thé, par quart d'heure.

Cette médication convenant également, si, comme je l'ai dit, les premiers accidents étaient le commencement d'une angine, d'un catharre suffocant ou d'un asthme aigu, je borne là mes prescriptions, attendu qu'elles ne sont destinées qu'à précéder les soins du médecin, dont la présence est si urgente en cette circonstance.

Il est plusieurs autres maladies moins graves qui surviennent chez les jeunes sujets; mais comme elles sont plus fréquentes lors du développement de la deuxième dentition, je les décrirai plus loin.

Maladies qui accompagnent le développement de la deuxième dentition ou qui surviennent à cette époque.

Les maladies auxquelles donne lieu la sortie des dents de la deuxième dentition et celles qui se développent sous son influence, sont moins nombreuses et moins graves que celles dont nous avons parlé à l'occasion de la première dentition ; néanmoins, elles exigent de grands soins.

Lorsqu'arrive l'âge de huit à neuf ans, les enfants ont à supporter, avec les fatigues de la croissance, les souffrances qui résultent du développement de la deuxième dentition. Si les sujets sont forts, la santé n'en est pas notablement affaiblie, mais, s'ils sont faibles, nés de parents d'une constitution chétive, leur état a beaucoup de rapport avec celui des phthisiques au premier degré, et constitue une maladie.

Dans ce cas, les bains et un régime fortifiant sont recommandés. Si la fièvre survient par accès, il faudra la couper, car autrement, elle ne tarderait pas à prendre un caractère intermittent. Dans ce cas, elle est souvent précédée d'un violent mal de tête et de ventre suivi de frisson. Cette maladie exige l'emploi du quinquina à petite dose.

Lorsque le sujet est rachitique ou qu'il a une tendance à le devenir, la croissance des os s'opère irrégulièrement, le sujet devient difforme et ses mâchoires se développent d'une manière inégale ou incomplète. En effet, dans le plus grand nombre des cas, le torse et les membres restent courts, mais la tête prend un grand développement, sauf la mâchoire inférieure qui est proportionnellement petite, au moins pendant quelque temps, et ne présente pas une surface assez grande pour loger les vingt-huit dents de la deuxième dentition (1). Ces dents chevauchent les unes sur les autres, poussent hors du rang des alvéoles, et présentent un arrangement très irrégulier.

Il y a une grande divergence d'opinions chez les médecins en général et les dentistes

(1) La mâchoire supérieure, qui s'articule avec tous les os antérieurs de la tête, se développe comme eux, parce que, composée d'un tissu poreux donnant accès à une circulation plus riche, elle prend un accroissement plus rapide que l'inférieure dont l'os est plus compacte et n'est pas parcouru par une circulation aussi nutritive. Il n'en est pas de même des dents.

en particulier, sur la conduite à tenir en cette circonstance.

Le célèbre Fox a conseillé d'ôter les dents temporaires qui nuisent à l'arrangement de celles de remplacement. M. Delabarre, qui est aussi une autorité dans notre spécialité, est d'un avis contraire dans le plus grand nombre des cas. Je partage l'avis de Fox et du savant M. Duval, qui recommande aussi d'ôter les dents temporaires lorsqu'elles nuisent à l'arrangement de celles de la deuxième dentition, qui, poussant avant que la chute des autres n'ait eu lieu, sont obligées de se loger à coté.

Malheureusement, ce moyen est insuffisant, si les mâchoires n'ont pas acquis un développement assez grand. Il faut, dans ce cas, recourir à l'extraction d'une ou plusieurs dents de remplacement, quoi qu'en dise un prétendu innovateur, qui affirme qu'on peut obtenir *l'agrandissement des arcades maxillaires*, en exerçant avec les doigts des tractions passagères sur ces os, ou en rendant ces tractions permanentes par l'action d'un ressort posé en arc-boutant sur le diamètre des mâchoires.

Le praticien qui a préconisé ce moyen déclare, dans son Traité de l'art du dentiste, ne pas être fort en physiologie, ce dont je suis bien convaincu, car il avance des faits qui sont en contradiction formelle avec les opinions de tous les hommes qui ont étudié cette science.

Pour moi, j'affirme, avec tous ceux qui ont étudié le développement des os, que le procédé qui vient d'être indiqué ne peut avoir aucune influence heureuse sur l'arrangement des dents; mais s'il était mis en pratique par un homme très fort sur un sujet faible, il pourrait être nuisible, et je crois devoir engager les personnes qui seraient tentées de l'employer, à ne le faire qu'avec réserve.

Mon honorable confrère, en soumettant, au jugement de l'Académie de médecine, un Mémoire sur l'efficacité de son moyen (1), a été

(1) L'auteur de cette découverte a adressé à ce sujet un

assez ingénu pour confondre la forme avec le développement.

On peut modifier la forme ou la direction d'un os, mais encore la chose n'est pas facile sur un sujet de huit à dix ans ; tous les procédés mis en usage dans l'orthopédie le prouvent assez ; mais quand l'os maxillaire est trop petit, tous les tiraillements possibles ne pourraient l'agrandir. On a, je le répète, confondu la forme avec la dimension ou le développement.

Le meilleur moyen, après qu'on a extrait les dents qui s'opposent au bon arrangement des autres, est l'emploi d'appareils en or ou en platine qui se combinent avec le mécanisme des mâchoires, et forment de petits leviers qui ramènent les dents vers leur position normale.

A l'époque du développement de la seconde dentition, il survient souvent un engorgement des ganglions lymphatiques du cou, qu'on

Mémoire à l'Académie de médecine. A la même époque, MM. Désirabode père et fils en ont présenté un autre qui réfute complétement le premier.

nomme ordinairement glandes. Cet accident, auquel la sortie des dents contribue, doit être attribué aussi en grande partie à la croissance, car il se produit également chez des jeunes gens qui ont toutes leurs dents de deuxième dentition, et aussi chez les enfants qui ont leur première dentition au complet.

Dans ce cas, il faut se préoccuper de l'état général du malade; examiner s'il n'a pas un tempérament naturellement disposé aux scrofules ou au scorbut.

Si l'engorgement glanduleux est léger, on se contentera de tenir la région malade bien couverte, afin que le froid et l'humidité ne viennent pas s'opposer à la circulation lymphatique. On fera usage de tisane de chicorée sauvage et de sirop antiscorbutique,

Si le sujet est scrofuleux, on le soumettra à une médication qui aura pour base l'iode, mais alors, ce sera l'affaire du médecin.

Dans tous les cas, si l'apparition des dents de remplacement occasionnait de l'inflammation dans la bouche, et un endolorissement de la membrale muqueuse, on aurait recours au gargarisme suivant :

On fait bouillir une forte pincée de roses de Provins dans un quart de litre d'eau, jusqu'à réduction d'un tiers. On tire à clair et on ajoute une cueillerée à bouche de jus de citron.

On peut aussi faire bouillir 4 grammes de quinquina gris dans un quart de litre d'eau, et y ajouter une cuillerée à bouche de jus de citron.

Je me sers souvent de ces deux moyens avec un égal succès.

Un autre accident accompagne quelquefois la sortie de la deuxième dentition, c'est le *ptyalisme*, ou salivation abondante.

Cette maladie est très peu grave, et se guérit souvent sans le secours d'aucune médication ; néanmoins si elle persistait, on aurait recours à des gargarismes acides. Bayle recommande aussi la mastication de morceaux de canelle. Enfin, dans le cas où la salivation serait opiniâtre on aurait recours à des purgatifs spéciaux.

Aux maladies que nous venons de décrire, il faut ajouter la fluxion qui est quelquefois déterminée, par la sortie des grosses molaires. Elle résulte de l'effort que font ces dents pour élargir les alvéoles qui doivent les loger, et plus encore de celui produit pour le déchirement des gencives qu'elles sont obligées de percer et qu'il faut quelquefois inciser.

La fluxion peut être produite aussi par une carie devenue douloureuse. Dans ce cas l'inflammation qui s'est développée dans l'intérieur de la dent gagne les gencives qui s'endolorissent, se gonflent, s'injectent de sang, et communiquent à la membrane muqueuse la même irritation. Le sang se porte avec violence dans la région malade et la fluxion est bientôt complète.

M. Delabarre a distingué plusieurs sortes de fluxions, et je suis tout disposé à reconnaître qu'elles peuvent en effet présenter quelques légères différences, qui résultent de ce que les unes ont leur siége dans les vaisseaux sanguins de la bouche, tandis que les autres prennent naissance dans les organes sécréteurs du mucus, c'est-à-dire dans le tissus de la membrane muqueuse.

Quoiqu'il en soit, le traitement local est toujours le même. Si la fluxion a été déterminée par la carie, il faudra se garder de faire extraire la dent, avant l'entière disparition de l'enflure, qu'on devra toujours soigner de la manière suivante, quelle que soit la cause qui l'ait produite.

On prescrira des gargarismes faits avec une décoction de racine de guimauve dans laquelle on ajoutera un peu de miel rosat. On fera mettre les pieds dans l'eau chaude (1) pour combattre la tendance que le sang a dans cette circonstance à se porter vers le cerveau. Enfin pour calmer la douleur, et hâter la décroissance de la fluxion ou appliquera sur la joue malade un cataplasme léger, composé

(1) Si le malade éprouvait des éblouissements ou de la défaillance, lorsqu'il aura les pieds à l'eau, il faudrait immédiatement cesser l'emploi de ce moyen, sauf à y revenir.

de farine de lin cuite dans une décoction de pavot; on versera l'emplâtre dans un sac de toile, afin que cela forme un cataplasme entre deux linges, comme on dit ordinairement

Si la douleur était très vive, on verserait sur ce cataplasme au moment de l'appliquer, de 4 à goutes 8 de laudanum de sydenham.

Il est inutile de dire qu'on devra le placer un peu chaud, sans cepenpant qu'il le soit assez pour augmenter l'irritation.

La seule affection que détermine ordinairement la troisième dentition c'est-à-dire la sortie des dents de sagesse, est la fluxion que nous venons de décrire; dans ce cas les accidents suivent la même marche exigent le même traitement. Nous renvoyons donc pour ce cas, le lecteur à ce que nous venons de dire.

MALADIES DES DENTS.

La maladie la plus grave qui puisse affecter les dents, est la carie. Les causes qui la produisent sont encore très peu connues, et malgré tout ce qui se dit et s'écrit pour prouver l'habilité de certains dentistes, une triste vérité subsiste, c'est qu'on ne la guérit pas radicalement. On peut à l'aide de moyens chirurgicaux en ralentir les progrès, mais non les arrêter complétement.

On a cru pendant longtemps qu'il n'existait qu'une seule espèce de carie, aussi avait-on toujours recours au même moyen de guérison, c'est-à-dire à l'extraction, mais des études approfondies sur cette affection l'ont fait mieux connaître. M. le docteur Duval a fait une excellente classification des différentes espèces de caries des dents, aussi je ne crois pouvoir mieux faire que de reproduire ce qu'il a dit. Il en distingue sept sortes, et les analyse de la manière suivante :

PREMIÈRE ESPÈCE. — *Carie calcaire.* Cette carie

présente une légère dépression circulaire près de la gencive, où l'on voit l'émail plus blanc que dans l'état naturel, friable, inégal et, paraissant jouir d'une sensibilité extrême. Elle est très fréquente dans lajeunesse, ou à la suite de maladies inflammatoires très graves ; elle s'arrête avec l'âge, et la partie altérée devient jaune et sensible. Cette carie peut être le résultat de l'atrophie congéniale ou d'une percussion sur les dents. Sa marche est lente, et l'art ne peut y porter remède qu'en évasant la cavité, pour empêcher les humeurs visqueuses d'y séjourner. On la cautérise profondément pour en dessécher les parties molles et détruire la sensibilité ; ensuite, si l'on tient cette partie très propre à l'aide d'une brosse, on peut espérer détruire cette carie, ou du moins en arrêter les progrès pendant tout le temps qu'on suivra les conseils que nous donnons.

2e ESPÈCE. — *Carie écorçante.* L'émail, dans cette deuxième espèce qui se présente presque

(1) Défaut de nutrition.

toujours avec des affections dartreuses, prend une teinte jaunâtre près de la gencive, devient très friable, et se détache de la dent par parcelles. La substance osseuse, d'abord jaune, ensuite brune, est molle et peut se couper par lames ; elle est très sensible là où l'émail est encore adhérent.

3e ESPÈCE. — *Carie perforante*. Cette carie, la plus fréquente de toutes, se montre indistinctement sur toutes les parties de la couronne des dents. La substance osseuse, tantôt jaune, tantôt brune, se ramollit ou devient humide et fétide; l'excavation s'agrandit plus ou moins rapidement et communique à l'extérieur par une ouverture étroite. Souvent aussi, elle présente la forme d'un entonnoir ou bien celle d'un canal. Les parois malades sont sensibles à la moindre impression du froid ou des corps solides ; et lorsque l'inflammation s'est propagée jusqu'au bulbe de la dent, quand la pulpe dentaire est à découvert, les douleurs deviennent insupportables. Peu à peu, la portion osseuse est détruite ; l'émail, resté presque seul, se casse par fragments; et enfin, il ne reste plus que la racine, qui cesse ordinairement d'être douloureuse, En pareil cas, si le nerf n'est pas à nu, on plombe la dent, après en avoir isolé la partie cariée de tout contact; mais lorsque le nerf est tout à fait à découvert, il n'y a d'autre remède pour les dents qui ont deux ou trois racines que de les extraire ou d'en emporter toute la couronne avec de fortes pinces coupantes (1).

4e ESPÈCE. — *Carie charbonnée.* On ne l'observe guère qu'à l'âge de quinze à trente ans, particulièrement chez les individus disposés au rachitis et à la phthisie pulmonaire. Elle s'annonce ordinairement par une tache noirâtre dont la périphérie, de même que la couleur, se laisse apercevoir sur l'un des côtés de la dent à travers l'émail qui, dans cet endroit,

(1) J'ai inventé pour cette opération un instrument qui a une puissance beaucoup plus grande que celle de la pince, et qui exécute la section avec une précision qu'on ne peut obtenir par aucun autre moyen. (Voir le *Traité de l'Art du Dentiste* de Maury, annoté par moi.) (*Note de l'auteur*).

paraît bleuâtre, noircit et se détruit facilement. A cette tache, succède une cavité dont les parois, formées par la substance osseuse, sont sèches, friables, noires, sans odeur ni sensibilité. La maladie fait des progrès rapides et s'arrête ordinairement à la racine; mais on les prévient en suivant, d'après l'état morbide de la dent, les divers procédés que nous avons indiqués pour les autres caries, c'est-à-dire, en plombant ou en enlevant avec la lime toute la partie molle de la dent malade, de manière à ce qu'elle ne puisse être en contact avec sa voisine.

5e ESPÈCE. — *Carie diruptive* (1). Elle affecte le plus ordinairement les dents incisives chez les personnes phthisiques, se manifeste par une tache jaunâtre avec déperdition de substance près du collet de la dent, et se propage ensuite obliquement, et plus profondément du côté de la racine, en formant presque toujours un sillon brunâtre demi-circulaire. La substance ostéo-dentaire se ramollit, devient très sensi-

(1) Quand une dent est affectée de cette carie, sa congénère échappe rarement à la même maladie. (*Note de l'aut.*).

ble aux impressions du froid, de la chaleur et au contact des acides et des corps solides.

La maladie fait-elle de grands progrès, et dépasse-t-elle la cavité dentaire, la dent cesse d'être sensible, et il arrive un moment où la couronne, restée intacte, se sépare de la racine cariée, qui se brise. On peut conserver une dent qui commence à être affectée d'une semblable carie, en limant toute sa partie spongieuse, et en la disposant de manière à empêcher la moindre substance visqueuse d'y séjourner.

6° ESPÈCE. — *Carie stationnaire.* Chacune des cinq caries dont nous venons de parler peut prendre le nom de stationnaire toutes les fois qu'après l'avoir limée, on a cru inutile d'enlever entièrement la tache noire pour conserver la dent qui n'était réellement pas altérée. On nomme plus particulièrement *caries stationnaires* celles qui n'attaquent que l'émail de la dent sans altérer les parties qu'il recouvre. Ces caries se développent tout à coup à la suite des maladies graves dont la convalescence a été très courte ; dans d'autres circonstances, elles sont déterminées par un rapprochement trop considérable des dents ; mais alors elles cessent de faire des progrès, aussitôt que l'espace qui les sépare est devenu plus considérable, soit que l'on ait obtenu cet écartement au moyen de l'art, soit qu'il ait été naturellement produit par la maladie.

7e ESPÈCE. — *Carie simulant l'usure.* Cette dernière espèce, assez difficile à reconnaître dans son principe, parce qu'elle présente plutôt la trace d'une carie guérie spontanément que celle qui commence à se former, a son siége sur la surface triturante des dents molaires : elle se manifeste par une dépression plus ou moins profonde, dont le fond est quelquefois de niveau avec le collet de la dent ; cette cavité est lisse et unie, le plus souvent très jaune et quelquefois brunâtre, et le poli de son émail pourrait la faire confondre avec l'usure des dents, si l'inspection des dents opposées laissait aucun doute à cet égard.

Les différentes natures de caries, ainsi classées par M. le docteur Duval, sont faciles à reconnaître, même par les personnes étrangères aux sciences médicales, qu'on doit éclairer autant que possible, afin de les mettre à même de se donner d'abord les petits soins qui peuvent arrêter le mal dès son origine et de mieux comprendre la nécessité de recourir au dentiste, si le cas l'exige.

Parmi les différentes caries, il en est qui sont plus communes, et d'autres qu'on rencontre plus rarement. Celles désignées sous les noms de *perforante*, de *charbonnée*, et d'*écorçante*, affectent un grand nombre de sujets et donnent lieu à des douleurs très vives ; tandis que la carie simulant l'usure et la stationnaire se supportent beaucoup plus facilement.

L'âge et le tempérament doivent être pris en considération dans le mode de traitement à suivre. Si la personne dont les dents sont gâtées est jeune et vigoureuse, on pourra, suivant le cas, limer, cautériser avec le fer rouge, plomber, ou même arracher les dents malades, mais si elle est faible et nerveuse, et d'un âge un peu avancé, on n'emploira la lime que le moins possible ; on cautérisera d'une manière plus lente à l'aide des caustiques et des huiles essentielles. Voici plusieurs formules de préparations cautérisantes.

Prenez :

Alun pulvérisé, Chaux décarbonisée,	} ãã demi gros (2 gram.).
Ether nitrique	deux gros (8 gram.).

Mastic oriental pulvérisé, q. s., pour faire une pâte liquide dont on enduira un petit morceau d'amadou ou de coton qu'on introduira dans le trou de la carie, après l'avoir préalablement bien nettoyé à l'aide d'un curedent, et sèché avec un peu de coton. Cette pâte, qui prend à peu près la couleur des dents, a l'avantage d'être peu visible.

Autre :

Huile essentielle de girofle, Teinture de baume du commandeur, Teinture du baume de Tolu,	} ãã 1 gros (4 gr.).
Laudanum de Rousseau, Ether sulfurique,	} ãã Gttes VI

Cette préparation cautérise et calme les douleurs. On l'emploie comme la précédente.

Formule du Paragay.

Prenez :

Suc non filtré de fleurs de cresson de Para, Alcool à 40°,	ââ 16 parties.
Indigo flor.,	1 partie.

Mélanger exactement : agiter la masse de temps en temps, et filtrer au bout de 48 heures.

On s'en sert de la même manière que les préparations précédentes.

Il est d'autres préparations, comme la créosote, l'acide pyrotonique, etc., qui, en cautérisant les dents, exercent sur la substance ossiforme une action destructive. Il faut donc se garder d'user de ces moyens ; car, si l'on veut détruire une dent gâtée, il vaut mieux la faire scier ou couper (1) que de se brûler les gen-

(1) J'ai inventé, ainsi que je l'ai dit, un instrument à l'aide duquel on peut plus haut couper les dents avec la même précision et la même promptitude qu'on met à les extraire. Il se vend chez M. Blanc, fabricant d'instruments de chirurgie, rue de l'Ecole-de-Médecine, 22 ; le talent de cet artiste, m'étant bien connu, je l'ai également chargé de la fabrication des instruments représentés à la quatrième planche.

cives, en détruisant quelquefois une bonne dent en même temps que la mauvaise

Dans un âge un peu avancé, il convient de conserver autant que possible les dents cariées, car l'estomac a plus besoin que jamais de ces agents préparateurs; on fera donc bien de les cautériser à l'aide des moyens indiqués plus haut, et même d'employer le fer rouge, si la carie l'exige. Ensuite on les plombera ou on les argentera *soi-même* par le procédé que nous allons indiquer.

L'opération du *plombage* des dents n'a pu être pratiquée jusqu'à ce jour que par les dentistes, attendu qu'elle était difficile et nécessitait l'emploi de moyens qui n'étaient pas à la portée de tout le monde. Mais les progrès qu'a faits la science du dentiste ont permis de simplifier cette opération, au point qu'aujourd'hui tout le monde peut plomber ses dents, mieux que le dentiste n'aurait pu le faire autrefois.

Avant d'indiquer ce procédé, il faut faire connaître les cas où l'on doit le mettre en usage et ceux qui doivent en interdire l'emploi.

Règle générale. — Toutes les fois qu'une carie se déclare, il faut la sonder souvent avec une sonde semblable à celle représentée planche nº 4. On y introduit cet instrument avec précaution; on en porte la pointe dans toutes les parties de la cavité et surtout vers celle qui correspond à la racine, en appuyant légèrement. Si cela n'occasionne aucune douleur, on pourra plomber; dans le cas contraire, on devra bien s'en garder, attendu qu'on déterminerait une inflammation et une douleur tellement vives, qu'il faudrait sans retard déplomber la dent, en perforant le métal au moyen des deux forets ou écarissoirs représentés sur la même planche.

On devra aussi s'assurer que la carie ne donne issue à aucune suppuration, ou si elle n'est pas naturellement humide et sanieuse, ce qui nécessiterait d'avoir recours à la cautérisation avant de procéder au plombage. La carie perforante est souvent accompagnée de suppuration. La carie charbonnée est ordinairement sèche, et c'est une de celles que l'on plombe avec le plus de succès.

Si, après avoir plombé une dent, il se formait à la partie correspondante de la gencive, un abcès, il faudrait le percer dans sa partie la plus déclive avec un canif, ou mieux avec une lancette, mais ne pas le piquer avec une épingle ou une aiguille, car cela ne suffirait pas pour permettre au pus de s'écouler entièrement ; une petite incision verticale est de rigueur.

Lorsqu'on a pratiqué cette incision, il convient de déplomber la dent à l'aide des forets, dont il a été parlé, ou au moins de pratiquer un trou dans le métal, de façon à rétablir la suppuration ; ce dernier moyen suffit dans un grand nombre de cas, et il a l'avantage de conserver en partie le plombage.

On peut plomber une dent en y introduisant du plomb, ou mieux de l'étain en feuille, semblable à celui dont on se sert ordinairement pour envelopper le chocolat, le thé, etc. On le coupe par bandes étroites, et on l'introduit au moyen d'un poinçon dont la pointe est mousse et un peu recourbée ; la sonde que nous représentons planche IV peut très bien au besoin remplir cet objet.

Aujourd'hui, on ne *plombe* plus les dents ; on les argente, ce qui vaut beaucoup mieux. Voici le procédé :

On commence par nettoyer le trou de la carie avec un curedent, puis, à l'aide de la sonde, on enlève l'espèce de cartilage qui revêt les parois du trou, et qui provient de la dégénérescence du tissu ossiforme ; ensuite, on fait une pâte, en mettant dans un petit vase de porcelaine une forte pincée de poudre d'argent ainsi préparée : on lime un morceau d'argent fin ou une pièce de monnaie, et l'on fait macérer la limaille pendant 24 heures dans de l'acide nitrique, après quoi on la retire pour la laisser sécher (1).

(1) On trouve cette poudre toute préparée chez notre excellent et honorable confrère, M. Aussandon, dentiste, demeurant au Perron du Palais-Royal.

On ajoute à cette poudre, dans le petit vase, quantité suffisante de mercure bien pur, et on mallaxe le tout avec un petit morceau de bois, jusqu'à ce que la pâte soit formée. On la presse fortement dans un morceau de linge pour en extraire le plus possible le mercure. On introduit de suite cette pâte dans le trou de la carie, à l'aide de la petite spatule figurée planche IV. On foule le fortement, afin qu'il ne reste aucun vide, et au bout d'un quart d'heure la solidification est assez complète pour qu'on puisse manger sans crainte de détruire l'obturation.

Ce procédé est infiniment préférable à tous les autres, car il donne de meilleurs résultats sous le rapport de la solidité et de la durée, et il est à la portée de tout le monde ; aujourd'hui, on n'a plus besoin de recourir au dentiste pour plomber ou argenter les dents, car la première personne venue peut pratiquer cette opération, soit sur elle, soit sur une autre. Il y a aussi avantage sous le rapport de l'économie, puisqu'avec la somme qu'on donnait autrefois pour se faire plomber une dent, on peut en argenter *huit ou dix*.

Si quelqu'un éprouvait de la répugnance à introduire dans l'intérieur de ses dents une préparation mercurielle, ce serait à tort, car nous pouvons lui assurer que les dentistes en font entrer dans presque tous les plombages qu'ils pratiquent.

La carie des dents provient de causes internes ou de causes externes. Les premières sont : la transmission par le père ou la mère, et quelquefois par les deux, d'une dentition de mauvaise nature ; il est remarquable que les personnes qui perdent leurs dents de bonne heure ont en général des enfants qui éprouvent le même sort, bien que leur santé soit d'ailleurs bonne et régulière. Il en est de même des cheveux : un homme qui devient chauve ou dont la chevelure blanchit à trente ans, verra son fils dans les mêmes conditions lorsqu'il aura atteint le même âge.

Les inflammations aiguës, lorsqu'elles sont persistantes, causent aux dents une détérioration qui peut donner lieu à la carie et à leur déconsolidation.

Les causes externes sont l'usage de pointes d'acier ou de cuivre pour se curer les dents. Les épingles dont on se sert souvent occasionnent un grand nombre de caries ; la malpropreté et le séjour dans les interstices de débris d'aliments, déterminent cette affection.

Lorsqu'une dent est dénudée d'émail par suite d'usure ou de fracture, la même affection peut se développer sur la partie mise à découvert, mais cela a lieu surtout si le point usé ou fracturé est creux et qu'il se remplisse de tartre.

Il est encore d'autres causes externes qui sont l'emploi de mauvaises préparations pour la toilette de la bouche ; car si elles contiennent des acides, elles opèrent la dissolution ou la détérioration de l'émail. Le frottement des dents les unes contre les autres, et plus encore celui des corps étrangers, tels que le tuyau de la pipe, les ressorts des pièces artificielles donnent lieu à la carie ; l'action de la lime peut produire le même effet, aussi ne doit-on y avoir recours que lorsqu'une dent est gâtée.

Ainsi que nous l'avons dit, la plupart des caries proviennent de causes internes, et sont le résultat d'un vice de constitution, c'est-à-dire d'une affection ou d'une dégénérescence des principaux viscères.

C'est surtout lorsqu'on est chargé de donner des soins médicaux à un grand nombre d'enfants qu'on est à même de vérifier combien est fondée l'opinion que j'émets ; les phénomènes qui s'opèrent sous les yeux du médecins ne doivent laisser son esprit dans aucun doute à cet égard. En effet, un sujet de 8 à 9 ans, maigre, fiévreux, languissant, porte des dents qui se carient souvent, peu de temps après leur apparition, parce qu'étant d'une texture délicate, elles résistent assez mal au contact de l'air, de l'humidité, et des humeurs de la bouche. Mais si, par suite de soins bien entendus et d'un bon régime, sa constitution s'améliore et se fortifie, les dents en subissent une heureuse influence, et de mauvaises qu'elles étaient, elles deviennent bonnes et solides.

Les maladies qui ont une influence directe sur la santé de la bouche, sont principalement le scorbut, le rachitisme, les scrofules, la syphilis. Il en est d'autres, comme la gastrite aiguë, et même chronique, et la phthisie, qui étendent aussi leurs ravages sur cet organe ; nous nous en occuperons dans le chapitre suivant.

Que la cause d'une carie soit interne ou externe, les soins locaux à donner aux dents sont à peu près les mêmes : ce sont, comme nous l'avons dit, la cautérisation, soit par le fer rouge, soit par des substances caustiques, l'obturation (plombage), l'emploi de la lime, la section des dents, ou enfin leur extraction.

Il n'en est pas de même, quant aux remèdes généraux qui sont presque nuls, si la carie provient d'une cause externe, mais qui doivent au contraire faire la base du traitement, si la cause est interne, car le principe de la maladie est dans les viscères. C'est pour cette raison qu'hippocrate a dit : « Détruisez la cause, les effets cesseront.

Je n'entrerai pas dans des' considérations étendues sur le traitement des affections organiques qui peuvent étendre leurs ravages sur les dents et en occasionner la carie, attendu que cela me conduirait à faire un traité de clinique et de thérapeutique qui ne peut entrer dans le cadre de cet ouvrage ; je me bornerai à dire quela plupart de ces affections se caractérisent par des inflammations très intenses accompagnées de fièvres plusou moins graves. On leur oppose ordinairement les antiphlogistiques, lessaignées ou lessangsues, lesfébrifuges et les dérivatifs, les sudorifiques et les amers.

La convalescence de ces maladies est souvent longue, et c'est lorsque l'affection a perdu une grande partie de son intensité, que la sensibilité de la bouche et le mauvais état des dents doivent être l'objet d'une attention particulière. On permet ordinairement au convalescent de manger un peu, mais il éprouve des douleurs qui rendent la mastication très difficile. Les dents sont ébranlées, les gencives tuméfiées, rouges, excessivement sensibles, sont couvertes d'un limon épais. Ce limon est très nuisible aux dents et aux gencives, parce qu'il peut occasionner la carie des premières et l'ulcération des secondes.

Nous parlerons du traitement de ces affections locales, lorsque nous traiterons de la gastriste.

Maladie de la pulpe. — La pulpe est ce petit corps nerveux placé au centre de la cavité des dents, et qui est doué d'une excessive sensibilité. Il est quelquefois le siége d'une affection très douloureuse causée par une inflammation aiguë, ou la formation d'un foyer purulent, soit dans la cavité de la dent, soit autour de la racine. Dans le premier cas, la guérison est possible, mais, dans le second, la morbification de la pulpe en est presque toujours le résultat, et la perte de la dent s'en suit.

L'affection dont nous parlons n'est pas toujours très facile à reconnaître. Elle peut être confondue avec une névralgie de la face, ou avec la douleur résultant de la carie d'une dent voisine. Voici comme on doit procéder pour la bien discerner :

Si la personne qui souffre a des dents cariées, on doit les sonder avec soin, afin de reconnaître si ces caries ne sont pas la cause de la douleur. Si les dents paraissent toutes saines, on les sondera également, au moyen de la petite pointe de l'instrument, sur les faces latérales, car il peut arriver que le trou d'une carie soit masqué par la dent d'à côté. Lorsqu'on n'a pu découvrir aucune lésion ni aucune perte de substance, on frappe légèrement sur la couronne de chaque dent avec un petit morceau de fer ou d'acier ; une clé moyenne est très convenable pour cela. Lorsqu'on arrive à la dent malade, l'augmentation de douleur que l'on détermine la fait facilement reconnaître. On doit s'assurer qu'elle n'est pas vacillante, car ce pourrait être la cause du mal ; on la sonde de nouveau avec le plus grand soin, et quand on est bien certain qu'on n'a pas affaire à une carie, on palpe la gencive à la partie correspondante, afin de savoir s'il n'y a pas de tuméfaction, d'enflure, ou si cette dernière n'est pas le siége de la douleur. Lorsqu'elle est gonflée et qu'elle s'affaisse sous la pression, on peut en conclure qu'elle contient du pus, et, dans ce cas, il faut ouvrir l'abcès à l'aide d'un coup de lancette dans la partie la plus déclive ; la sortie du pus produit, dans certains cas, la guérison. Si, au contraire, la gencive est ferme, injectée de sang, il y a lieu d'appliquer une sangsue ou de pratiquer des mouchetures avec la pointe de lancette ; mais tous ces moyens sont quelquefois encore insuffisants. Il faut recourir à la perforation de la dent, afin d'introduire par ce trou une substance cautérisante qui détruise la pulpe, et permette l'issue du pus, si la dent en contient ; enfin, si le mal résiste, il faut opérer l'extraction.

Il arrive quelquefois qu'en percutant les dents (en les frappant), on en rencontre un assez grand nombre de sensibles, sans qu'on puisse acquérir la certitude que le mal a son siége dans l'une d'elles. Il faut, dans ce cas, consulter son médecin et son dentiste, afin de savoir si le mal ne proviendrait pas d'une névralgie de la face, ce qui a lieu assez souvent, et nécessite un traitement médical tout particulier.

Lorsqu'une dent change de couleur sans être gâtée, on peut être assuré que la pulpe a perdu sa sensibilité, et que cet organe n'est plus dans la bouche qu'un corps étranger qui cause bientôt de petits abcès ; il faut avoir recours à l'extraction.

Exostose des racines. — Chez certains sujets affectés de scrofules, de scorbut, de syphilis, ou dont la constitution a une tendance à l'une des deux premières affections, il se développe à la racine des dents des petites tumeurs fort douloureuses, qui en modifient la forme, le volume et la direction, et altèrent leur substance; cette maladie est difficile à reconnaître; elle peut être confondue avec celles de la pulpe ou avec une névralgie, et elle nécessite presque toujours l'extraction.

Si au lieu de frapper la couronne de la dent,

on appuie fortement dessus avec un corps dur, et qu'on détermine une douleur très vive, on peut être à peu près certain qu'il existe une exostose à la racine ; cependant, si la dent était ébranlée par suite d'une inflammation des tissus qui tapissent le trou dans lequel elle est implantée, on pourrait être induit en erreur. Il faut beaucoup d'habitude pour bien apprécier dans cette circonstance.

Fèlure des dents. — Cette maladie qui les rend très douloureuses, permet quelquefois à l'air et à l'humidité de pénétrer près de la pulpe, et détermine une sensation semblable à celle que produit la névralgie. On la guérit en limant ou coupant la partie félée, et en cautérisant après.

MALADIES DES GENCIVES.

Ces maladies proviennent le plus souvent du mauvais état des dents; ainsi les abcès se développent ordinairement à la suite d'une affection des dents, et lorsqu'on a guéri ces dernières, les gencives reprennent leur état normal. Il est des abcès qui proviennent d'autres causes ; mais cenx-là ne se bornent pas aux gencives exclusivement, et ils ont leur siége dans les parois des joues ou proviennent de la carie des os des mâchoires ; ils sont toujours précédés de symptômes et d'accidents qui en font connaître la nature. Comme ils appartiennent au domaine de la médecine générale, nous ne nous occuperons ici que des premiers.

Le traitement des abcès varie peu ; ildoittoujours commencer par leur ouverture et secontinuer par des lotions toniques et astringentes.

En voici quelques formules :

Lotion tonique de Bennati.

Prenez :

Sulfate d'alumine.	un gros (4 gram.).
Dissolvez dans : décocté d'orge filtré,	10 onces (312 gr.).
Ajoutez : sirop diacode,	1/2 once (16 gr.).

Autre :

Prenez :

Décocté de quinquina,	16 parties.
Miel rosat,	1 partie.

Ajoutez : Vinaigre dans la proportion de 2 gros (8 g.) p. liv.

Autre :

Prenez :

Prenez : décoction de roses de Provins, 1/4 de litre.
Ajoutez : jus de citron, 1 cuill. à bouche.

Les aphtes constituent une maladie des gencives, mais qui envahit ordinairement les autres parties de la membrane muqueuse de la bouche. Ils sont toujours dus à une inflammation du tube intestinal et proviennent d'une affection des voies digestives ; leur traitement appartient donc au médecin. Les moyens palliatifs qu'on peut leur opposer sont les gargarismes avec le sirop de mûres ou la décoction de racine de guimauve; l'application sur les ulcérations d'un peu de miel rosat, à l'aide d'un petit pinceau de plume ou de charpie.

Les névralgies sont communes aussi aux gencives et aux autres parties de la bouche ; elles doivent être soignées par le médecin. Le seul remède local que nous puissions prescrire aux malades, en attendant les soins de l'homme de l'art, est un gargarisme ainsi composé :

Décoction de pavot.	1/4 de litre
Laudanum de sidenham.	6 gouttes.

Il faut avoir soin de ne pas avaler.

Les épulides sont de petites excroissances qui naissent sur les gencives ou au fond des alvéoles, à la suite de certaines caries. Comme ces épulides ont une grande tendance à devenir cancéreuses, il faut en faire faire l'extirpation. La cautérisation de la plaie par le feu est le complément indispensable de cette opération qu'on ne doit jamais différer.

Les ulcères, les chancres, les tumeurs squirrheuses et les végétations qui peuvent se développer aux gencives étant ordinairement le résultat d'affections dont nous avons à parler plus loin, nous les traiterons en même temps que ces affections.

MALADIES DE LA MEMBRANE MUQUEUSE.

L'observation qui précède s'applique également aux maladies de la membrane muqueuse, aussi ne nous occuperons ici que de celles qui ont leur siége dans la bouche.

La fluxion dentaire provient d'une inflammation aiguë de la muqueuse des gencives et des joues, occasionnée par l'irritation que détermine la carie d'une ou de plusieurs dents. Elle envahit ordinairement tout un côté de la face qu'elle rend très douloureux. Sous l'influence de cette maladie, le sang se porte avec violence dans toute la tête, et notamment au cerveau ; il occasionne des céphalalgies très intenses.

Lorsque cette maladie commence, il convient de mettre les pieds dans l'eau bien chaude, afin de diminuer la tendance du sang à monter vers la région cérébrale. On doit aussi combattre la fluxion par l'emploi de cataplasmes faits de farine de lin délayée et cuite dans une décoction de pavot ; et si la fluxion est très douloureuse, on verse quelques gouttes de laudanum de Sydenham sur ce cataplasme. La fluxion dentaire dure ordinairement de cinq à huit jours ; elle est croissante pendant les trois ou quatre premiers jours, et décroissante du quatrième ou cinquième jusqu'au huitième.

Beaucoup de personnes croient devoir se faire extraire les dents gâtées qui ont occasionné la fluxion, lorsque celle-ci est très developpée, mais c'est à tort, et un dentiste instruit ne doit pas y consentir, attendu qu'il peut en résulter des grands inconvénients dont les moindres sont une augmentation considérable d'inflammation qu'il faut éviter, et peut-être une hémorrhagie. D'ailleurs, l'extraction est assez difficile à faire lorsqu'il s'agit d'une dent molaire, le malade ne pouvant ouvrir que difficilement la bouche.

Si le sujet est lymphatique, la fluxion peut dégénérer en abcès (1); il importe, dans ce cas, d'éviter tout ce qui pourrait le faire percer du côté de la joue, car il serait difficile de le cicatriser sans qu'il en restât des traces fâcheuses. Pour éviter qu'il en soit ainsi, on tient la tumeur couverte, afin qu'elle ne soit

(1) La machoire est entourée de petites glandes lymphatiques qui s'engorgent sous l'influence de l'inflammation ; elles prennent alors un très grand développement, et forment des foyers d'humeurs que l'on nomme abcès.

pas exposée au contact de l'air froid, et on la frictionne légèrement avec des préparations fondantes, résolutives, qui activent la circulation. Divers topiques peuvent aussi convenir dans cette circonstance; mais c'est au mécin seul qu'il convient de faire les prescriptions nécessaires, à cause de la gravité de cet état.

Une fluxion peut aussi dégénérer en phlegmon; elle prend alors les caractères suivants : tumeur arrondie, plus ou moins saillante et étendue, accompagnée de tension, de douleur pulsative et brûlante. La peau est rouge et chaude, surtout au centre. La tension, et la tuméfaction précèdent ordinairement la douleur.

Le phlegmon se termine ordinairement par abcès et peut avoir des suites très fâcheuses, s'il n'est pas bien soigné dès le début.

Il est des tumeurs de diverses natures qui se développent dans les membranes et les muscles qui forment les parois des joues, et même sous la membrane muqueuse de la bouche. Les unes sont indolentes et ont peu de gravité; d'autres sont érectiles, sanguines ou squirrheuses. Ces dernières dégénèrent fréquemment en cancer.

En général, toutes les tumeurs qui surviennent dans la cavité buccale ou à la face, doivent exciter au plus haut degré la sollicitude des malades, et surtout des pères et mères d'enfants qui en sont affectés.

MALADIES DE LA LANGUE.

La plus fréquente de ces maladies est la *grenouillette*. Elle consiste en une tumeur *non inflammatoire*, qui se forme sous la langue par suite de l'obstruction du conduit de la glande sous-maxillaire (glande salivaire). La salive ne pouvant plus arriver dans la bouche, s'agglomère entre les membranes adhérentes au frein de la langue, et soulève cette dernière jusqu'au palais, ce qui gêne la respiration, paralyse la parole, et empêche la mastication et l'ingestion des aliments.

La manière de guérir cette affection est bien

simple : il suffit d'inciser largement la tumeur, en évitant d'intéresser les veines qui la parcourent ; la salive, en s'échappant, permet à la langue de reprendre sa position naturelle ; ensuite, on fait usage de gargarismes, d'abord émolients, puis sialagogues (c'est-à-dire excitant la salivation), dont voici plusieurs formules :

Gargarismes émolients.

Décoction d'orge, ou de racines de guimauve.

Décoction légère de graines de lin.

Décoction de pavots blancs.

Gargarismes astringents et sialagogues.

Gargarisme de Hunter.

Prenez :

Décoction de quinquina,	6 onces (192 gram.).
Teinture de Mirrhe,	2 onces (64 gram.).
Acide sulfurique affaibli,	1/2 gros (2 gram.).

Mêlez.

Autre :

Prenez :

Teinture de quinquina, Sirop de mures,	ãã 1/2 once (16 gram.).
Esprit de cochléaria, Jus de citron.	ãã 2 gros (8 gram.).
Mêlez et étendez dans eau distillée,	8 onces (250 gr.).

On doit s'en servir un peu tiède.

Autre :

Prenez :

Sirop de groseilles,	3 parties.
Teinture de Pyrèthe,	1 partie.
Infusion légère de roses de Provins.	20 parties.

La glossite est une affection qui consiste dans une douleur aiguë ou pulsative de la langue qui devient très rouge, dure et sensible; elle se couvre d'un enduit muqueux, et quelquefois d'une couche membraneuse blanchâtre; son volume augmente au point de déterminer la suffocation. Une salive visqueuse (gluante), tenace et fétide s'écoule continuellement. La respiration est très gênée et la déglutition impossible.

Cette maladie est toujours accompagnée de fièvre et d'une congestion de sang à la face et au cerveau.

Les causes sont, outre celles de l'inflammation en général : les lésions de la langue ; le contact des matières âcres mises dans la bouche ; le déchirement des bords de la langue par des chicots pointus ou tranchants ; le rhumatisme; le catarrhe.

Les remèdes qu'on oppose à la glossite sont les émissions sanguines et les scarifications. On emploie aussi avec succès l'onguent mercurial en friction.

Les autres maladies de la langue sont : le cancer, la paralysie et plusieurs affections dont nous n'avons pas à nous occuper ici.

MALADIES DES LÈVRES.

Les plus communes sont : *les gerçures et les ulcérations* auxquelles on oppose la pommade rosat, et lorsqu'elles sont persistantes, le cérat de Galien additionné avec un peu de calomel.

Il survient aussi à cette région des tumeurs sanguines ou squirrheuses provenant du frottement continuel d'un corps dur et chaud, comme le tuyeau d'une pipe. On doit les faire soigner dès leur début, car, plus tard, elles nécessiteraient des opérations chirurgicales graves dont le succès pourrait être douteux; dans tous les cas, elles entraîneraient la perte d'une partie des lèvres et défigureraient les malades.

MALADIES GÉNÉRALES

QUI AFFECTENT L'ORGANE BUCCAL.

Beaucoup de maladies ont une influence fâcheuse sur la santé de la bouche, mais il en est quelques unes qui doivent plus spécialement exciter la sollicitude du dentiste; ce sont. le scorbut, le rachitisme, la syphilis, les scrofules, la gastrite et la phthisie. En effet, outre les symptômes généraux qui les caractérisent, elles ont sur l'organe buccal une action qui constitue une maladie locale, exigeant un traitement spécial qui doit cependant se rapporter à la médication générale, et il arrive fréquemment au médecin de faire l'inspection de la bouche pour connaître d'une manière exacte l'état du malade et se fixer sur les remèdes qu'il convient de prescrire.

Le dentiste doit suivre l'exemple du médecin et s'inquiéter de l'état général du sujet, pour être fixé sur les soins qu'il convient de donner à la bouche, dont la guérison serait impossible si le mal n'était attaqué à sa source. C'est pourtant ce que bien peu de mes honorables confrères pratiquent aujourd'hui, attendu qu'ils se livrent presque tous à l'étude de la mécanique dentaire exclusivement, et négligent ainsi la science pour l'art. Aussi le cercle des attributions de notre spécialité se rétrécit-il tous les jours.

Plusieurs des maladies que nous avons à traiter sont souvent congéniales; aussi, il est difficile, dans un très grand nombre de cas, de les guérir radicalement : d'ailleurs, elles ne sont pas toujours appréciables pendant les premières années de la vie, car l'enfance étant sujette à beaucoup de maladies aiguës, qui exercent une influence plus ou moins grande sur le tempérament, il devient très difficile de bien discerner à cette époque ce qui est accidentel de ce qui est constitutionnel, et plus la maladie vieillit, plus elle résiste à la médecine.

Un sujet qui naît scrofuleux peut paraître, pendant ses premières années, aussi bien portant que celui qui est né très sain, car les scrofules constituent une affection lymphatique, et beaucoup d'enfants sont lymphatiques sans être scrofuleux. D'ailleurs, souvent les affections les plus graves dont un enfant porte le germe dans son sein, restent stationnaires jusqu'à l'adolescence ou la puberté. Cette vérité a été très contestée, et elle l'est même encore; mais, pour nous, le doute ne peut exister à cet égard, notre conviction s'étant formée par l'expérience, Nous ajouterons même qu'une maladie dont on est affecté en naissant ne prendra un développement bien appréciable qu'à l'âge où les parents en ont été eux-mêmes affectés ; cela arrive principalement aux goutteux : combien de jeunes gens très ingambes jusqu'à 30 ans sont perclus de tous leurs membres à 40. Eh bien ! recherchez ce qui s'est passé chez les parents qui ont transmis cette cruelle maladie à leurs enfants, et vous acquérerez la certitude qu'ils ont éprouvé les mêmes vicissitudes.

Cependant, nul doute que des soins bien entendus, le lait d'une bonne nourrice et de bons préceptes d'hygiène puissent modifier le tempérament d'un jeune enfant et diminuer la gravité des affections dont nous venons de parler ; dans ce cas, leur origine est d'autant plus douteuse et les symptômes obscurs ; c'est ce qui rend leur traitement très difficile.

Ce que je viens de dire de ces maladies rend la tâche du dentiste difficile, comme celle du médecin ; aussi devrait-on, dans beaucoup de circonstances, recourir à une consultation de ces deux praticiens réunis, car le dentiste fait bien peu de médecine, et le médecin ne s'occupe nullement des dents.

Nous allons décrire les principaux caractères des maladies générales qui affectent la bouche d'une manière grave, et nous nous attacherons à bien faire connaître les soins locaux qu'il convient de donner à cet organe, la médication générale ou curative, ne pouvant être indiquée d'avance et nécessitant impérieusement un traitement long et compliqué.

DU SCORBUT.

On distingue deux sortes de scorbuts, celui de terre et celui de mer.

Le premier est caractérisé par un accablement considérable qui donne une tendance à la paresse. Le malade ressent une grande pesanteur dans les muscles, et particulièrement au bas du dos et aux membres inférieurs. Bientôt survient le gonflement indolent et pâteux des jambes qui se couvrent de taches violacées ou bleuâtre, qui dégénèrent en ulcères spongieux, saignant très facilement à la moindre compression, ou par suite d'un léger frottement ou de faibles contusions; ces ulcères jaunissent et s'éteignent peu à peu, mais bientôt d'autres leur succèdent. Les joues sont souvent parsemées de taches violettes; d'autres fois, la face est blême et bouffie d'abord, ensuite elle devient plombée.

Les gencives aussi deviennent violettes, puis bleues; elles sont spongieuses, pruriteuses (c'est-à-dire éprouvant des démangeaisons), ont un aspect sâle et saignent au moindre attouchement. L'haleine est fétide; les dents deviennent grises, vacillent, puis tombent; la respiration s'affaiblit au point de devenir pénible aux moindres efforts faits par le corps; le malade devient triste, et si la maladie prend plus de gravité, il survient de fréquentes hémorrhagies par la bouche, le nez et même par l'anus, et qu'il est très difficile d'arrêter.

Dans certains cas, les symptômes que nous avons décrits les premiers n'arrivent que tard, et sont accompagnés d'une faiblesse qui augmente jusqu'à l'anéantissement. Des douleurs sourdes se font ressentir dans les os des membres ; enfin la gangrène se déclare sans inflammation préalable.

La marche de cette maladie est lente et, peut durer des années entières avant que des accidents graves ne se déclarent.

Le scorbut de mer a une marche plus rapide et donne lieu, dès son début, à des accidents qui peuvent occasionner la mort par épuisement, hémorrhagie ou gangrène. Il détermine souvent l'hydropisie et la consomption.

Les causes déterminantes du scorbut sont : la décomposition du sang et sa dissolution ; la diminution de la vitalité, qui a pour résultat immédiat la putridité.

Les causes prédisposantes sont : un air humide et froid, vicié, renfermé ; l'usage trop fréquent de viandes salées ; le défaut d'exercice et la tristesse.

Chez les marins, le scorbut résulte d'abord

de l'air de la mer (1), qui est souvent chargé de miasmes malsains ; de la privation de légumes et de végétaux frais ; de l'usage des viandes salées ; de l'air vicié de l'intérieur du navire.

Il est aussi des personnes scorbutiques par tempérament.

Le traitement consiste à rendre le sang plus pur, d'abord par la respiration d'un air sain ; à redonner du ton à la fibre. Le citron est une très bonne médication, mais comme nous devons nous occuper principalement des soins de la bouche, nous nous bornerons à indiquer les moyens qui pourraient combattre efficacement les accidents que pourrait occasionner dans cet organe une tendance ou un tempérament scorbutique.

Nous prescrivons d'abord les gargarismes

(1) On remarque que les personnes qui habitent les bords de la mer ont généralement les dents gâtées de bonne heure. Il en est de même dans certains pays chauds, mais marécageux.

de décoction de quinquina dans lesquels on mettra du jus de citron, à la dose d'une once ou 30 grammes, pour 4 onces ou 120 gramm. de décoction.

Voici d'autres formules de médicaments qui agissent d'une manière très puissante sur cette maladie.

Gargarisme.

Prenez :

Limonade cuite concentrée,	4 onces (125 gram.).
Acide muriatique,	20 grains (1 gram.).
Miel rosat,	6 gros (24 gram.).

Ce gargarisme convient surtout dans le cas d'ulcères scorbutiques aux gencives.

Opiat (ou électuaire).

Prenez :

Charbon de bois bien pulvérisé et tamisé,	1 once (30 gram.).
Quinquina gris en poudre,	1 gros (4 gram.).
Miel fin,	q. s. pour faire

Un opiat dont on se servira à l'aide d'une brosse fort douce ou d'un pinceau de charpie ou de plume.

Topique d'Angelot.

Prenez :

Chlorure de chaux,	15 grains (75 centigram.).
Mucilage de gomme arabique,	1 once (30 gram.).
Sirop d'orange,	1/2 onces (15 gram.).

On touche avec un pinceau trempé dans cette préparation, les ulcères des gencives, lorsqu'ils sont d'une nature scorbutique.

DES AFFECTIONS BUCCALES

QUI RÉSULTENT DE LA SYPHILIS (1).

Je n'entreprendrai pas de faire ici la description de cette terrible maladie, attendu que cela me forcerait à sortir des limites que je me suis

(1) Beaucoup de personnes seront peut être bien aise de connaître l'origine de ce nom, la voici :

Le mot syphilis vient de deux mots grecs : *sus* qui veut dire cochon, pourceau, et de *philia* amour, affection. Il a été créé par Jérôme Fracastor, médecin, né à Vérone en 1482, mort à Cafi, près le mont Baldo, en 1553, et qui s'est illustré par ses connaissances médicales, ainsi que par le mérite de ses œuvres poétiques. A l'époque où cet homme célèbre vivait, l'af-

tracées, tant sous le rapport de l'étendue que sous celui des convenances ; d'ailleurs les personnes qui voudront s'en garantir n'ont pas besoin de connaissances scientitifiques, et celles qui en ont été victimes sont probablement plus savantes qu'elles ne l'ont désiré.

Je me bornerai donc à décrire dans cet ouvrage les accidents qui surviennent dans la bouche par suite des ravages de cette *infection*.

Lorsque la maladie est bénigne, la membrane muqueuse de la bouche n'éprouve qu'une inflammation qui cède ordinairement à l'emploi d'agents émolients et rafraîchissants, si toutefois la médication curative prescrite ne vient pas y mettre opposition, ce qui arrive quand on fait usage de mercure.

Si l'inflammation buccale prend une grande

fection syphilitique faisait de grands ravages. Pour éclairer le peuple sur les dangers qu'il courait, il imagina de composer un poëme dans le genre mythologique, et il donna au héros de son histoire le nom de Syphilis, attendu qu'il le représentait comme une victime du mal qui a depuis porté son nom, car de syphilu on a fait syphilis.

intensité, et qu'elle se complique d'ulcérations, de chancres ou de suppuration, voici ce qui a lieu :

Quand les ulcérations des gencives résultent d'une maladie syphilitique qui en a déterminé dans une autre région, l'action énergique de la médication générale, et la cautérisation de ces ulcérations devront en amener la guérison. Malheur à celui qui négligerait de se soigner dès que les premiers symptômes se manifestent, car le mal ferait des progrès rapides, et la carie des os de la face pourrait en résulter.

Certaines personnes trop crédules se livrent avec une confiance dangereuse à ces *guérisseurs* qui, dans de pompeuses annonces et des articles de journaux achetés à tant la ligne, promettent une guérison prompte et sûre qui n'a lieu qu'en apparence ; en réalité, la maladie subsiste intérieurement et devient d'autant plus dangereuse, qu'on ne lui oppose plus aucun remède.

Les ulcères syphilitiques surviennent ordinairement à la suite d'une pustule, d'une vésicule ou d'une écorchure ; le fond en est grisâtre, les bords durs et épais, rouges et taillés à pic.

Les remèdes locaux qu'il convient d'employer, sans crainte de contrarier la médication générale, sont.D es gargarismes et des lotions avec l'eau de goudron ; dans certains cas, une décoction un peu forte de houblon dont on use de la même manière, produit de bons effets.

Si les ulcères sont très peu développés, on peut les combattre avec la poudre de charbon ou quinquina, déposée sur les gencives à l'aide d'une brosse très douce. S'ils sont au contraire très étendus, il convient de les toucher avec le collutoire suivant employé avec succès dans la maison de santé de feu M. Dubois :

Prenez :

Gomme adragante en poudre, 12 grains (60 centigr.).
Faites dissoudre dans, eau de fontaine, 4 onces (125 gr.).

Ajoutez :

Sirop de sucre,
Chlore liquide,
} ââ 1/2 once (16 gr.).

Appliquez ce mélange avec un pinceau de charpie sur les ulcérations.

Pour mon compte, je me suis servi avec beaucoup de succès du remède suivant :

Acide muriatique,	1 gros (4 gram.).
Eau de fontaine,	1 once 1/2 (45 gr.).

Voici comment je l'emploie : j'ai deux pinceaux de plume ; j'en trempe un dans la préparation ci-dessus indiquée, et j'en sature légèrement les ulcères, puis je lave immédiatement avec l'autre pinceau trempé dans de l'eau de fontaine (1).

S'il y a de légères végétations entre les dents, je me sers d'une préparation plus concentrée, en mettant 1 gros (4 grammes) d'acide muriatique pour une once d'eau ; je touche les végétations avec précaution, et je fais rincer largement la bouche avec de l'eau. J'ai guéri ainsi

(1) Je suis heureux de m'être rencontré, en cette circonstance, avec M. le docteur Ricord, qui prescrit le même remède par les mêmes moyens. (Voyez le Dictionnaire thérapeutique de Szerlecki, tome 2, page 86).

des maladies de gencives qui avaient été rebelles à toute autre médication.

Lorsqu'il entre une certaine quantité de mercure dans le traitement général, l'ébranlement des dents et une salivation abondante en sont les conséquences. Il convient d'opposer au premier de ces accidents un choix d'aliments d'une trituration très facile et même nulle, comme les potages, etc. Quant au second, il devra être l'objet de soins spéciaux au nombre desquels nous indiquons la médication suivante :

On fait usage avec succès de pastilles de souffre sublimé combiné, avec la gomme adragante, le sucre et l'eau de fleurs d'oranger.

Les glandes salivaires, ainsi que les lymphatiques, s'engorgent quelquefois par suite de l'inflammation que détermine l'affection syphilitique, et ces engorgements ont une grande tendance à dégénérer en abcès. On les traite par les remèdes généraux et des soins locaux.

Si la syphilis a été mal guérie et qu'elle

vieillisse sans présenter de signes assez apparents pour que le malade puisse connaître exactement son état, elle devient constitutionnelle, et au bout d'un certain temps, elle est incurable. Le sujet qui en reste affecté éprouve périodiquement des accidents qui varient selon sa complexion, mais qui font toujours reconnaître que le sang, source de toutes les sécrétions, est impur. Les enfants qui naissent de parents ainsi malades sont malsains ; les maladies qui se déclarent chez eux lorsqu'ils ont atteint l'âge de l'adolescence, sont nombreuses ; elles présentent des caractères douteux, et sont par cette raison très difficiles à traiter.

Si le père, affecté des restes d'une maladie qu'il croit guérie, transmet à son enfant une santé plus ou moins douteuse, il nuit aussi essentiellement à celle de sa femme. On voit journellement des mères de famille, d'une carnation d'abord très saine et ayant eu un sang primitivement très pur, être affectées de maladies des organes génito-urinaires dont elles cherchent en vain la cause.....

Il est donc du devoir de l'homme qui se marie d'acquérir la certitude qu'il ne porte pas dans son sein le germe d'un poison d'autant plus dangereux qu'il est moins apparent.

DU RACHITISME.

Le rachitisme est une maladie chronique qui attaque ordinairement les enfants à la suite du scorbut, de la syphilis, des scrofules et des maladies des articulations. Les causes qui la produisent sont : une perturbation dans la nutrition, certaines fièvres, une disposition héréditaire (1), une nourriture malsaine, l'habitation des lieux sombres et humides.

Tous les enfants scrofuleux ont une tendance très grande à devenir rachitiques, et cette dernière maladie n'est très souvent qu'une modi-

(1) Cette cause est la plus fréquente, et dans les classes pauvres, elle s'aggrave par l'insalubrité des lieux d'habitation.

fication de la première; aussi n'est-il pas rare de voir ces faibles créatures réunir des symptômes appartenant à ces deux affections.

Voici les signes auxquels on reconnaît qu'un sujet est rachitique : si c'est un jeune enfant, il marche tardivement; son développement est incomplet; le volume de la tête est beaucoup plus considérable que dans l'état normal;

La poitrine et le bassin se déforment; il en est de même des os longs qui se courbent et se raccourcissent, et dont les extrémités se gonflent; le tibia, les côtes et les os de l'avant-bras sont ordinairement les plus affectés. Il résulte d'une déviation inégale des deux membres et du ramolissement des os de la colonne vertébrale que l'enfant rachitique devient bossu, par suite de la déviation de la taille; les jeunes filles, surtout, sont très sujettes à cette infirmité, qu'il faut combattre dès son début pour qu'elle soit curable. On doit donc examiner souvent le dos, afin de s'assurer que la ligne médiane ne dévie pas (1).

(1) J'ai vu dans le cabinet de M. Bergeron, orthopédiste

Les dents des sujets rachitiques se gâtent de bonne heure, si la maladie n'est pas traitée avec énergie ; et quoique des médecins d'un mérite supérieur doutent que le rachitisme puisse exercer une influence fâcheuse sur la dentition, j'ai acquis la certitude que cela n'est que trop positif. Comme dentiste des écoles communales du 9e arrondissement, j'ai eu à soigner un très grand nombre d'enfants pauvres nés de parents malsains et habitant des localités humides où le soleil ne pénétrait jamais, et la statistique que j'ai faite m'a donné à cet égard la triste certitude de ce que j'avance.

Les dents éprouvent un ramolissement moins considérable que celui des os, mais qui les prédispose à la carie et à l'usure. Tous les remèdes locaux sont bien peu puissants pour les

distingué, une grande collection de pièces moulées sur nature, représentant des déviations qui ont été guéries au moyen d'un corset modificateur d'une très grande simplicité, dont l'usage n'est nullement fatigant, et qui permet de se livrer à toutes ses occupations journalières, comme si l'on était en pleine santé.

sauver, si la médication générale et de bonnes conditions d'hygiène ne viennent à leur secours.

DES SCROPHULES.

Les soins à donner à la bouche des scrophuleux étant les mêmes que ceux qu'on administre aux rachitiques, nous renvoyons, en conséquence, le lecteur à ce que nous en avons dit.

DE LA GASTRITE.

On peut, dit M. le docteur Martinet, prononcer qu'il existe une gastrite aiguë, toutes les fois que l'on rencontre réunis les symptômes suivants : douleur à l'épigastre; augmentant par la pression; rougeur de la pointe et des bords de la langue ; céphalalgie frontale; vomissements ou nausées; constipation; fièvre ; lassitude spontanée. Cependant la gastrite peut avoir lieu, alors même que quelques uns de ces symptômes manqueraient, ou qu'ils n'existeraient qu'à un très faible degré.

Je suis de l'avis de M. Mart net, car j'ai vu des gastrites très intenses ne présenter qu'une très petite partie des symptômes qui viennent d'être énoncés. J'ai vu aussi des fièvres éruptives accompagnées d'une rougeur vive de la langue; de douleur à l'épigastre; de céphalalgie intense; de vomissements; et cependant la gastrite était très légère.

Quoi qu'il en soit, dans tous cas de gastrites, il survient dans la bouche des accidents que nous allons signaler :

Par suite de l'inflammation des voies digestives, les glandes salivaires se tuméfient et leur sécrétion est presque nulle; le frottement de la membrane muqueuse des parois latérales avec la langue et les dents produit une irritation très vive; le mucus s'épaissit; la bouche devient pâteuse; les gencives sont douloureuses, gonflées et fortement injectées de sang; les dents s'ébranlent; tout l'organe buccal acquiert une sensibilité si grande, que l'action d'ouvrir la bouche un peu largement occasionne des douleurs dans l'articulation des mâchoires.

A ces maux nombreux, il convient d'opposer, outre la médication générale, des gargarismes d'abord émolients, puis légèrement toniques et astringents. Quelques sangsues posées aux gencives sont aussi d'un heureux effet, lorsque le sang se porte avec violence dans la région buccale.

Mais si les soins de la bouche sont indispensables pendant le traitement général de la maladie, ils sont aussi très importants à l'époque de la convalescence.

Quand tous les accidents gastriques ont disparu, la bouche est loin encore d'être guérie. Pendant longtemps, elle est sensible ; les humeurs de la bouche sont très épaisses ; l'inflammation les a viciées pendant la maladie, et il en est résulté le dépôt d'un limon à la base des dents et dans leurs interstices.

Dans cet état de choses, il convient de continuer les gargarismes astringents et de faire nettoyer ses dents le plus tôt possible, car le limon dont nous venons de parler a une action très puissante sur les organes, ainsi que sur les gencives.

Si l'on a négligé ces soins, les gencives deviennent fongueuses, blafardes. Les dentistes sont souvent disposés à les cautériser avec le fer rouge, opération très douloureuse, ce n'est pas mon avis, à moins qu'il n'y ait complication d'une affection maligne; il m'est arrivé souvent d'avoir fait à mes confrères dans cette circonstance, une heureuse opposition; je citerai notamment le cas suivant :

M. le docteur T...., fut prié de donner des soins à M. B..., professeur à l'institution Jauffret, et convalescent d'une gastro-entérite des plus graves, qui l'avait retenu trois mois au lit. Après l'inspection de la bouche, mon honorable confrère jugea la cautérisation du bord libre des gencives indispensable dans toute l'étendu des deux machoires, et il engagea le malade à se résigner; celui-ci fut à juste titre fort effrayé de cette proposition, et il éprouva une grande répugnance à l'accepter; l'opération fut ajournée.

Un peu plus tard le malade ne pouvant plus manger, tant la bouche était sensible, me fit appeler, et lorsque j'eus examiné sa bouche, il me demanda, avec une grande anxiété, s'il fallait lui brûler les gencives; je le rassurai bientôt en lui promettant que je ne pratiquerais aucune autre opération chirurgicale que le nettoiement de ses dents, lorsque la bouche serait moins sensible. Je m'entendis, pour le choix des aliments qu'il conviendrait de prescrire, avec le docteur Parent, qui était son médecin, et je commençai le traitement. M. T..., consulté de nouveau, déclara que si la cautérisation n'était pas pratiquée, toutes les dents pourraient être perdues; cependant je n'eus pas recours à ce moyen, mais je prescrivis des gargarismes et des lotions qui eurent bientôt pour effet de redonner aux dents leur solidité première. Le dégorgement des gencives s'effectua ; la secrétion normale de la salive et des humeurs de la bouche se rétablit, et m'aida à guérir radicalement, M. B..., qui depuis m'a remercié bien des fois de lui avoir épargné une opération terrible.

Voici quelques formules de gargarismes d'un très heureux effet :

Gargarisme émolient.

Décoction de racine de guimauve.
Décoction légère de graine de lin.
Décoction de pavots.
Décoction de fleurs pectorales.
Décoction de laitue.

Gagarismes toniques et astringents.

Prenez :

Décoction de roses rouges de Provins,	un quart de litre.
Suc de citron,	2 cuillerées à bouche.

Autre.

Faites bouillir quinquina gris,	1 gros (4 grammes).
Dans eau de fontaine,	1/3 de litre.

Ajoutez ensuite :

Súc de citron,	2 cuillerées à bouche.

Autre.

Acide hydrochlorique,	1/2 gros (2 grammes).
Eau de fontaine,	1/3 de litre.
Miel rosat,	4 gros (16 grammes).

(Nota. — Il faut éviter d'avaler de ce gargarisme).

PHTHISIE PULMONAIRE.

Cette maladie, qui consiste dans l'engorgement, la suppuration, l'ulcération ou d'autres lésions des poumons, exerce une influence très grande sur l'état de la bouche, parcequ'étant toujours accompagnée de fièvre, elle entrave la nutrition de toutes les parties du corps, et que le mécanisme des poumons n'agissant que d'une manière incomplète et anormale, l'hématose du sang (la transformation du sang veineux en sang artériel), n'a lieu que d'une manière imparfaite.

Les dents des phthisiques sont chez beaucoup de sujets d'abord d'un blanc mat, puis elles jaunissent et deviennent ensuite d'un gris sale. Leur texture ordinairement tendre, friable, résiste mal au contact de l'air et de l'humidité et est sujette à la carie blanche ou humide. Cependant, lorsque par suite d'une médication bien entendue, d'un régime doux et fortifiant, on parvient à ramener les phthisiques à une meilleure constitution, leurs dents s'en ressentent bientôt; ou voit même des caries, jusque là très actives, devenir stationnaires, ce qu'on ne pourrait obtenir par aucun moyen local.

Lorsque la phthisie arrive à sa dernière période, et que la mort est prochaine, les dents se couvrent d'un limon brun ou gris, qui devient consistant et volumineux ; c'est une espèce de tartre qui ne se produit que dans cette circonstance ou bien quand, après avoir été affecté d'abord d'une autre maladie qui l'a épuisé, le sujet devient phthisique et meurt des suites de cet épuisement.

DES DENTS ARTIFICIELLES.

Les pièces artificielles présentent des avantages très-grands et aussi des inconvénients dont il est bon de tenir compte.

Lorsqu'une personne jeune encore perd une ou plusieurs dents, la régularité de ses traits en souffre, la parole est entravée, et la mastication ne se fait qu'avec difficulté. La perte de celles antérieures empêche la prononciation de certains mots qu'on ne peut articuler qu'en tournant la bouche et en crispant les lèvres; la salive s'échappe lorsqu'on parle, et la vue est désagréablement affectée, à l'aspect d'une bouche démantelée.

Aussi conseillons-nous, surtout aux dames, de demander à notre art la réparation des outrages de la nature. Cependant, lorsqu'il s'agit de se faire poser un ratelier complet, il faut y regarder à deux fois, car il peut arriver que, malgré la perfection du travail de la pièce, on ne puisse pas le supporter. Cela dépend du degré d'irritabilité du sujet et de la nature de la matière qui a servi à confectionner l'appareil de remplacement.

Si la bouche est enflammée, le contact d'un corps dur est extrêmement douloureux; celui d'un morceau de métal exerce une action galvanique très grande sur la membrane muqueuse; le dentiste doit donc, lorsqu'il place une pièce artificielle, éviter cet inconvénient en posant au besoin les dents sur une base en ivoire ou en cheval marin

Les vieillards supportent facilement les rateliers, parce qu'ils ont moins d'énergie et de sensibilité que les hommes jeunes et vigoureux.

Il est ordinairement très facile de poser deux, trois, quatre ou cinq dents, lorsqu'on peut prendre des points d'appui solides sur celles voisines; mais quand elles doivent être isolées et qu'on est obligé d'avoir recours à des pivots qu'il faut introduire dans les racines de celles que l'on remplace, il en résulte souvent des abcès qui ébranlent ces racines, les rendent douloureuses et nécessitent leur extraction. De là survient une difficulté plus grande pour l'ajustement.

Ce que nous venons de dire s'applique également aux petites pièces d'une ou deux dents, qu'on place par le même procédé. Bientôt des fluxions surviennent et se renouvellent si souvent, qu'il y a nécessité d'extraire les racines, de soigner les fluxions et les abcès, enfin de recourir à d'autres moyens.

Il est des personnes qui se font ôter des

dents à moitié bonnes pour les remplacer par de plus belles à la vérité, mais qui sont loin de les valoir, car si l'art du dentiste est assez puissant pour remplacer ces ornements précieux, de manière à tromper l'œil le plus exercé, il ne lui est pas possible de donner à son travail toute la solidité désirable. Nous sommes d'avis qu'il vaut toujours mieux faire soigner sa bouche et se contenter d'une denture même défectueuse, plutôt que de la remplacer par un bijoux gràcieux, élégant, mais qui n'est pas sans inconvénient.

Le platine et l'or sont ce qu'il y a de préférable pour confectionner les montures des dents artificielles, lorsqu'on peut les supporter. Elles présentent l'avantage très grand de ne pas se détériorer au contact des humeurs de la bouche ; et on peut les nettoyer et les purifier complètement. Il n'en est pas de même de l'ivoire ou du cheval marin ; ces matières jaunissent, s'imprègnent des miasmes qui se dégagent de l'estomac, et deviennent bientôt un objet de dégoût ; aussi est-on obligé de les renouveler souvent.

Les dents minérales sont préférables à toutes les autres pour le même motif, attendu qu'elles ne se carient pas comme celles qui proviennent d'une bouche humaine. On les appelle minérales parce qu'elles sont composées d'oxide de fer, de titane, etc., et de pâte de porcelaine. Elles sont presque exclusivement employées aujourd'hui.

FORMULAIRE

DES PRÉPARATIONS

POUR LA PROPRETÉ ET LES SOINS

DE LA BOUCHE.

POUDRES DENTIFRICES.

Poudre détersive.

Corail pulvérisé,	2 onces (60 gram.).
Os de sèche,	āā 4 gros (15 gram.).
Crême de tartre,	

Mêlez et parfumez avec quelques gouttes d'huile essentielle de menthe poivrée.

Autre :

Alun calciné (sulfate d'alumine),	1 once (30 grammes).
Cochenille pulvérisée,	1 gros (4 grammes).
Poudre d'albâtre,	2 onces (60 gram.).
Iris de Florence en poudre,	2 onces (60 gram.).

Autre :

Carbonate de magnésie,	1 once (30 gram.).
Sel d'oseille (suroxalate de potasse),	1 gros (4 gram.).
Corail pulvérisé,	2 onces (60 gram.).
Huile essentielle de citron,	8 gouttes.

Autre :

Canelle en poudre,	6 gros (24 gram.).
Os de sèche pulvérisés,	1 once (30 gram.)
Charbon pulvérisé,	1 once (30 gram.).
Quinquina pulv.,	4 gros (15 gram.).

Huile essentielle de menthe, quantité suffisante pour parfumer.

Autre :

Charbon pulvérisé,	1 once (30 gram.).
Quinquina pulvérisé,	3 gros (12 gram.).
Essence de rose,	2 gouttes.

Poudre tonique,

Canelle pulvérisée,	1 once (30 gram.).
Quinquina pulvérisé,	1 once (30 gram.).
Poudre d'iris,	4 gros (15 gram.).

Poudre de Maury.

Magnésie anglaise, Crême de tartre,	} ââ 1/2 livre (250 gr.).
Sulfate de quinquina,	2 gros 1/2 (10 gram.).
Cochenille,	4 gros (15 gram.).
Huile essentielle de menthe,	2 gros (8 gram.).
Id. de canelle,	1 gros 1/2 (6 gram.).
Id. de Néroli,	1 gros (4 gram.).
Esprit d'ambre musqué et rosé,	1/2 gros (2 gram.).

Poudre d'Alibert.

Magnésie,	1 once 1/2 (45 gram.).
Coque rouge,	1 once (30 gram.).
Iris de Florence.	4 onces (125 gram.).
Crême de tartre,	2 onces (60 gram.).

Poudre acide de Goblin.

Alun calciné,	1 once (30 gram.).
Iris de Florence en poudre,	3 onces (90 gram.).
Crême de tartre,	2 onces (60 gram.).
Cochenille pulvérisée,	demi-gros (2 gram.).
Huile essentielle de girofle,	4 gouttes.

OPIATS ET ELECTUAIRES.

Opiat à base acide de Goblin.

Alun calciné,	8 onces (250 gram.).
Iris en poudre,	8 onces (250 gram.).
Crême de tartre,	4 onces (125 gram.).
Os de sèche pulvérisés.	8 onces (250 gram.).
Cochenille pulvérisée,	1 once (30 gram.).
Sirop de miel,	2 livres (1 kilogr.).

Huile essentielle de menthe, quantité suffisante pour parfumer.

Opiat tonique.

Quinquina rouge	pulvérisé,	2 onces (60 gram.).
Canelle	*id.*	1 once (30 gram.).
Os de sèche	*id.*	1 once (30 gram.).
Cochenille	*id.*	1 gros (4 gram.).

Sirop de miel, quantité suffisante pour former un opiat.

Huile essentielle de girofle, quantité suffisante pour parfumer.

Autre.

Corail rouge porphyrisé,	1 once (30 gram.).
Os de sèche *id.*	1 once (30 gram.).
Bol d'Arménie *id.*	1 once (30 gram.).
Sau-dragon en poudre,	4 gros (15 gram.).
Cochenille *id.*	2 gros (8 gram.).
Crême de tartre,	2 onces (60 gram.).
Canelle en poudre,	2 onces (60 gram.).
Girofle *id.*	3 gros (12 gram.).

Mêlez toutes ces poudres avec du sirop de miel en quantité suffisante pour en faire un opiat.

Electuaire de Maury.

Miel fin,	8 onces (250 gram.).
Alun calciné,	4 gros (15 gram.).
Extrait de quinquina,	2 gros (8 gram.).
Huile essentielle de menthe poivrée / *id.* de canelle,	1 gros (4 gramm.).
Esprit d'ambre musqué et rosé,	demi-gros (2 gram.).

Faites réduire d'un tiers le miel, colorez-le avec un peu d'orcanette, mellez-y l'extrait de quinquina et passez à travers un linge fin.

Quand il sera presque refroidi, incorporez-y l'alun, et n'ajoutez les essences que lorsque le mélange sera entièrement froid.

LIQUEURS ET ELIXIRS.

Liqueur antispasmodique de Maury.

Alcool à 38 degrés,	demi-litre.
Huile essentielle de menthe anglaise,	2 gros (8 gram.).
Néroli,	1 gros (4 gram.).
Essence de canelle,	demi-gros (2 gram.).
Esprit d'ambre musqué et rosé,	1 gram.
Ether sulfurique,	1 gram.

On filtre cette liqueur après l'avoir colorée, et au moment de la mettre dans les flacons, on ajoute l'éther.

Elixir tonique.

Racine de Ratanhia,	4 onces (125 gram.).
Eau vulnéraire spiritueuse,	2 litres.
Huile essentielle de menthe,	1 gros (4 gram.).
Id. d'écorce d'oranges,	2 gros (8 gram.).

Concassez la racine de ratanhia, faites la infuser pendant huit jours dans l'eau vulnéraire, filtrez ensuite cette teinture et ajoutez-y les essences qui auront été préalablement dissoutes dans : alcool, 2 onces (60 grammes).

Elixir odontalgique de Desforges.

Prenez :

Quinquina concassé,	3 onces (90 gram.).
Gayac, *id,*	5 onces (150 gram.).
Pyrèthre, *id.*	3 onces (90 gram.).
Ecorce d'orange, *id.*	2 gros (8 grammes.).
Safran,	demi-gros (2 gram.).
Benjoin,	2 gros (8 grammes).

Faites macérer pendant six jours dans : alcool à 32 dégrés, 1 kilog. filtrez et conservez.

Elixir de Paul Gresset.

Alcool à 36 degrés,	demi-litre.
Teinture de cochléaria,	100 grammes.
Teinture ou alcool de gayac,	80 grammes.
Extrait de Benjoin,	40 grammes.
Huile essentielle de menthe,	ãã 4 grammes.
Esprit d'ambre musqué et rosé,	
Laudanum de Rousseau,	1 gramme.

Colorez l'alcool avec un peu d'orcanette, et filtrez avant le mélange.

Elixir de Goblin.

Teinture de vanille,	4 gros (15 gram.).
Id. de Pyrèthre,	2 onces (60 gram.).
Alcool de menthe,	4 gros (15 gr.).
Esprit de Romarin,	1 onces 1/2 (45 gr.).
Id. de roses,	1 once (30 gram.).

Mêlez.

Autre :

Teinture de benjoin,	4 onces (120 gr.).
Id. de gayac,	2 onces (60 gr.).

Eau de Bottot.

Prenez :

Esprit de vin à 33 degrés,	1 livre (500 gram.).
Girofle concassé,	àà 1 once (30 gr.).
Canelle de Ceylan,	
Anis vert,	
Cochenille concassée,	4 gros (15 gram.).
Huile essentielle de menthe,	4 gros (15 gr.).

Faites infuser pendant quatre ou cinq jours, et ensuite filtrez et mettez en flacon.

Eau de madame de la Vrillière.

Prenez :

Canelle,	2 onces (60 gram.).
Girofle,	6 gros (24 grammes).
Ecorce récente de citron,	1 once 1/2 (45 gr.).
Roses rouges sèches,	1 gros (4 grammes).
Cochléaria,	8 onces, (250 gr.).
Alcool,	3 liv. (1 kilog. 1/2).

On concasse la canelle et le girofle, on divise les roses rouges et l'écorce de citron, on écrase le cochléaria, on fait macérer le tout dans l'alcool pendant vingt-quatre heures, et on distille au bain marie.

Comme cette eau demande de grandes préparations, on peut la faire faire par un pharmacien.

Nota.—Toutes ces préparations s'employent de la manière suivante : on en met une ou deux cuillerées à café dans le quart d'un verre d'eau pour se rincer la bouche et se nettoyer les dents

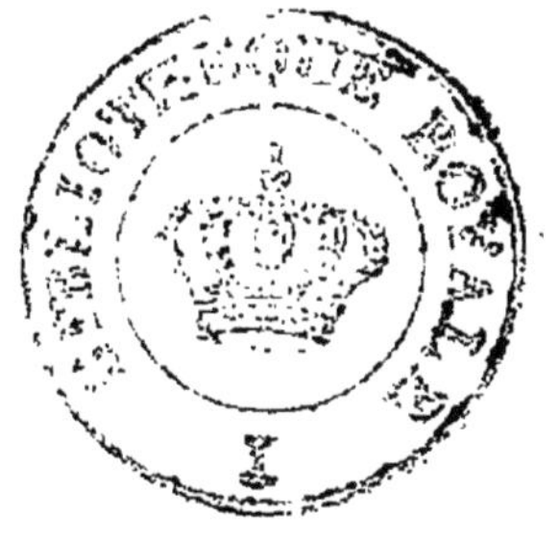

PLANCHE Ire.

Forme des dents de la première dentition.

DENTS SUPÉRIEURES.	DENTS INFÉRIEURES.
Fig. 1. Grande incisive.	6. Petite incisive centrale.
2. Moyenne incisive.	7. Petite incisive latérale.
3. Canine.	8. Canine.
4. Première molaire.	9. Première molaire.
5. Deuxième molaire.	10. Deuxième molaire.

Forme des dents de la deuxième dentition.

DENTS SUPÉRIEURES.	DENTS INFÉRIEURES.
11. Grande incisive.	19. Incisive centrale.
12. Incisive latérale.	20. Incisive latérale.
13. Canine.	21. Canine.
14. Première petite molaire.	22. Première petite molaire.
15. Deuxième petite molaire.	23. Deuxième petite molaire.
16. Première grosse molaire.	24. Première grosse molaire.
17. Deuxième grosse molaire.	25. Deuxième grosse molaire.
18 Troisième grosse molaire.	26. Troisième grosse molaire.

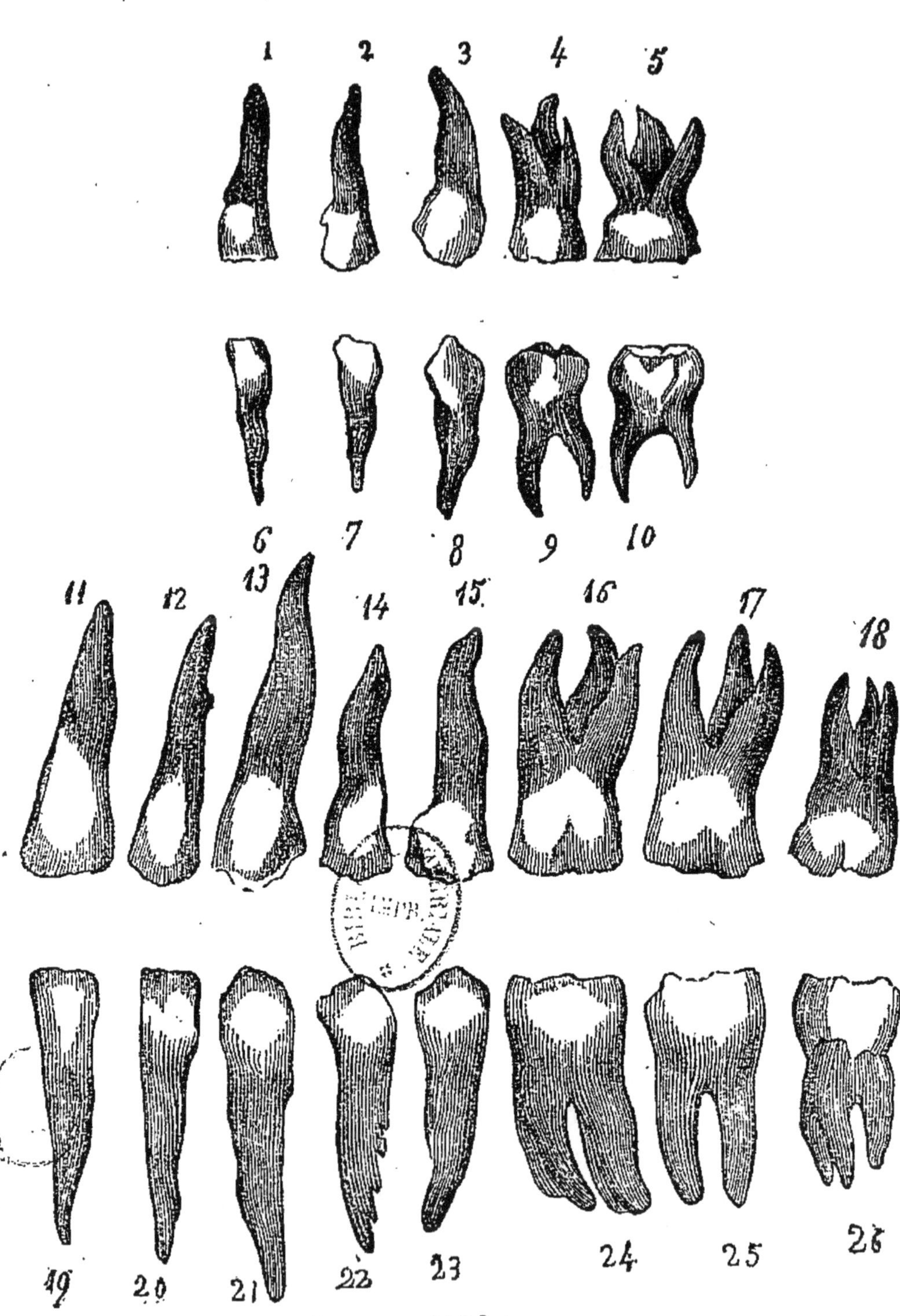
1re Dentition.
1
2
3
4
5
6
7
8
9
10
11
12
13
14
15
16
17
18
19
20
21
22
23
24
25
26
2e Dentition.

PLANCHE II.

N° 1.

Cette figure représente la machoire inférieure d'un enfant d'un an ; les dents incisives sont sorties, et les canines commencent à saillir sous les gencives. Les deux plus grosses molaires se développeront seules à l'époque de la première dentition, la dernière appartenant à la deuxième.

N° 2.

Machoire d'un enfant de six ans : la première dentition a acquis son entier développement; la deuxième est en partie formée, pour lui succéder, de 8 à 12 ans.

1.

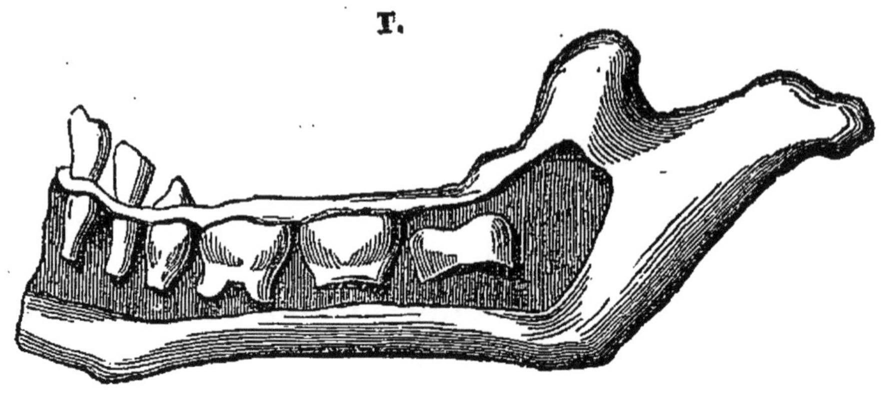

2.

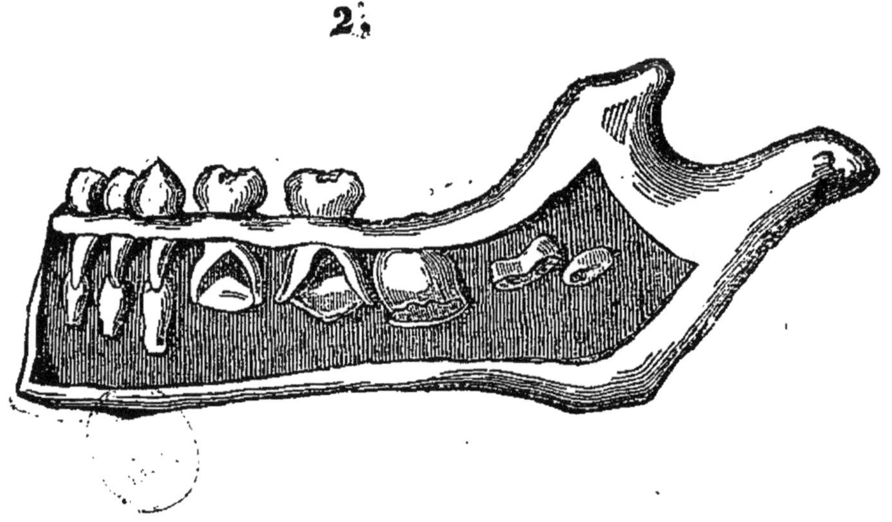

PLANCHE III.

N° 1.

Cette figure représente la machoire d'un adulte. Toutes les dents de la deuxième dentition y paraissent dans leur entier développement.

N° 2.

Machoire de vieillard après la chute de toutes les dents. On voit l'alvéole de la dernière dent (incisive) nouvellement tombée encore béant ; les autres sont entièrement atrophiées.

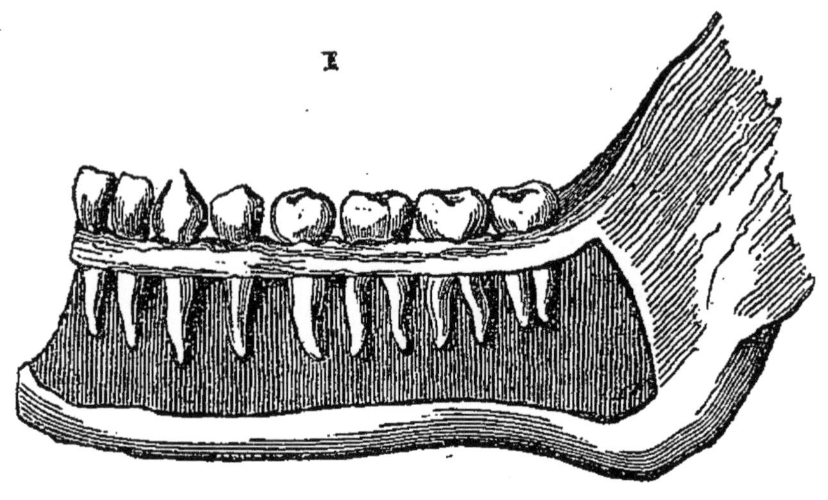
1

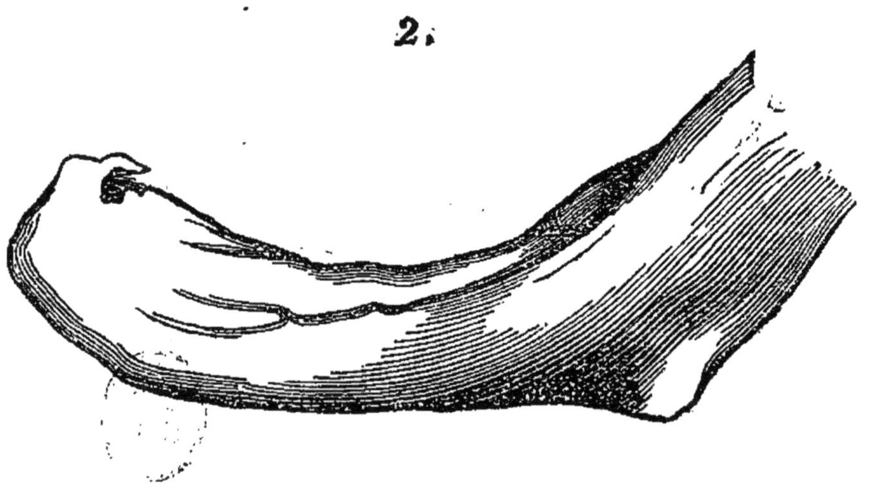
2.

PLANCHE IV.

Nº 1. Miroir pour examiner les dents sur toutes leurs faces. On s'en sert en le plaçant dans l'intérieur de la bouche derrière les dents, en ayant soin de l'incliner un peu de haut en bas et d'avant en arrière. Lorsqu'il est ainsi placé on le regarde dans un autre miroir. De cette manière on aperçoit la face postérieure des dents.

Nº 2. Sonde destinée à être introduite dans la cavité des caries pour en reconnaître l'état. Elle sert aussi à placer dans ces cavités les préparations destinées à cautériser les dents.

Nº 3. Instrument pour nettoyer les dents antérieures.

Nº 4. Instrument servant à nettoyer les dents latérales.

Nº 5. Spatule destinée à introduire dans la carie la pâte avec laquelle on argente les dents.

Nº 6. Deux modèles de forets pour pratiquer des trous dans le mastic, et au besoin pour l'ôter en entier

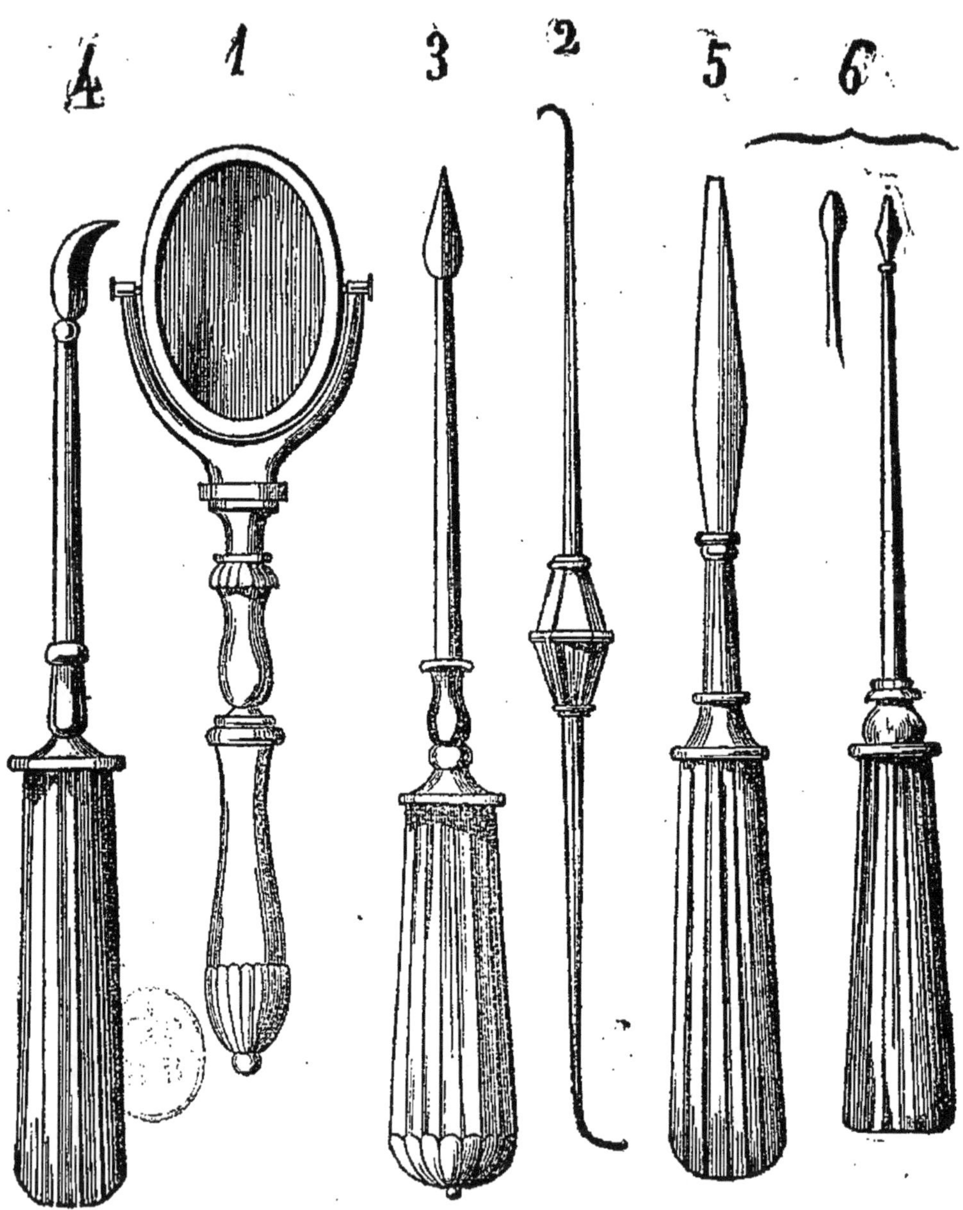
4
1
3
2
5
6

TABLE DES MATIÈRES.

PREMIÈRE PARTIE.

Structure des différents organes qui composent la Région Buccale.

DEUXIÈME PARTIE.

Traitement des maladies de la bouche.

Première classe.

Deuxième classe.

www.ingramcontent.com/pod-product-compliance
Ingram Content Group UK Ltd.
Pitfield, Milton Keynes, MK11 3LW, UK
UKHW020209250726
13967UKWH00003B/1351